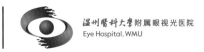

中国医学临床百家·病例精解　　｜　　温州医科大学附属眼视光医院
Eye Hospital, WMU

温州医科大学附属眼视光医院

低视力与视觉损伤康复

病例精解

总主编 ◎ 瞿　佳　吴文灿
主　编 ◎ 邓如芝

U0200579

科学技术文献出版社
SCIENTIFIC AND TECHNICAL DOCUMENTATION PRESS
·北京·

图书在版编目（CIP）数据

温州医科大学附属眼视光医院低视力与视觉损伤康复病例精解 / 邓如芝主编. —北京：科学技术文献出版社，2023.5
ISBN 978-7-5235-0221-1

Ⅰ. ①温⋯　Ⅱ. ①邓⋯　Ⅲ. ①视觉障碍—康复—病案　Ⅳ. ① R777.409

中国国家版本馆 CIP 数据核字（2023）第 070683 号

温州医科大学附属眼视光医院低视力与视觉损伤康复病例精解

策划编辑：蔡　霞　　责任编辑：蔡　霞　　责任校对：张吲哚　　责任出版：张志平

出　版　者	科学技术文献出版社
地　　　址	北京市复兴路15号　　邮编 100038
编　务　部	（010）58882938，58882087（传真）
发　行　部	（010）58882868，58882870（传真）
邮　购　部	（010）58882873
官 方 网 址	www.stdp.com.cn
发　行　者	科学技术文献出版社发行　全国各地新华书店经销
印　刷　者	北京地大彩印有限公司
版　　　次	2023 年 5 月第 1 版　2023 年 5 月第 1 次印刷
开　　　本	787×1092　1/16
字　　　数	192千
印　　　张	14
书　　　号	ISBN 978-7-5235-0221-1
定　　　价	108.00元

温州医科大学附属眼视光医院
低视力与视觉损伤康复病例精解
编委会名单

主 审　吕　帆　　陈　洁

主 编　邓如芝

编 委　(按姓氏笔画排序)

　　　　江龙飞　　李小曼　　陈午荷　　林　娜

　　　　倪灵芝　　徐肃仲

主编简介

邓如芝，医学博士，硕士研究生导师，温州医科大学附属眼视光医院副主任医师，温州医科大学副教授。

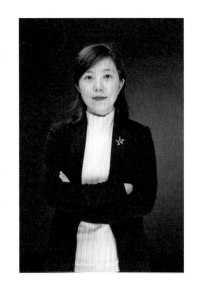

从事眼视光医学工作16年，曾在美国贝勒医学院眼科中心及美国麻省理工学院脑与认知科学部做访问学者。擅长处理各类视光学临床疑难问题，包括近视防控、接触镜验配（RGP、OK镜、巩膜镜）及视觉康复（弱视、视疲劳、低视力、偏盲、先天性白内障、圆锥角膜等康复）。主持国家自然科学基金等各类项目多项，发表该领域论文20余篇。担任《眼视光学理论和方法》编写秘书，是《眼视光学理论和方法实训指导》《视力障碍辅助技术》等书籍编委，《视觉发育》主译。担任海峡两岸医药卫生交流协会眼科学分会眼屈光问题及防控学组秘书，中国视障辅助学组委员等学术兼职。

《温州医科大学附属眼视光医院·病例精解》丛书简介

温州医科大学附属眼视光医院成立于1998年9月，2009年经浙江省卫生厅批准增挂"浙江省眼科医院"牌子，是目前浙江省第一家省属公立三级甲等眼科专科医院。医院获批设有国家眼耳鼻喉疾病临床医学研究中心、眼视光学和视觉科学国家重点实验室、国家眼视光工程技术研究中心，国家药监局眼科疾病医疗器械和药物临床研究与评价重点实验室、国家眼科学临床重点专科，国家卫生健康委眼视光学重点实验室和工程中心，教育部近视防控与诊治工程研究中心等多个国家级、省部级机构。经过20余年的发展，医院形成了集医疗、教学、科研、产业、公益、推广为一体的眼视光体系，近年来还成功建有眼视光医院集团和中国眼谷，形成了较为完整的眼视光的"一体两翼"。

医院专科齐全，目前共设24个临床亚专科，其中视光学专科、眼鼻相关专科、屈光手术专科、角膜病专科等在国内乃至国际都有着较大的影响力。另外，设有4个医技科室和5个病区。医院构建眼（眼视光）全科门诊、专科门诊、专家团队诊疗、疑难眼病多科联合门诊"四位一体"的分级诊疗模式，为群众提供更加安全、高效、便捷的医疗服务。

随着医学科技的进步，对眼科相关专业的划分与定位也愈发精细，对疾病诊疗精准化的要求也不断提升。本丛书将医院各临床专科收治的部分典型或疑难病例进行了整理，并加以归纳总结和提炼，是我院 18 个重点专科临床经验的总结和呈现，包括眼底外科、眼底内科、视光专科、角膜病专科等。每个病例从病史、辅助检查、诊断、治疗、随访逐步展现，之后对病例进行了分析和点评，体现了理论与实践的结合、多学科的紧密配合，是科室集体智慧的结晶，更是编者宝贵经验的精华，愿此套丛书的出版能对眼科临床工作有所启发和裨益。

本套丛书的编写得到了温州医科大学附属眼视光医院众多专家的大力支持和帮助，在此表示感谢。由于编者水平有限，书中难免会存在一些观点不全面或疏漏之处；加之眼科的快速发展，部分内容有待更新，望各位读者不吝赐教。我们将在提升自身医疗水平的同时，与大家一起做好眼科专业临床经验的总结和分享，共同进步，最终惠及更多的业界同行与广大眼病患者。

总 序

  温州医科大学附属眼视光医院要出版一套典型和疑难眼病病例诊疗丛书，我很荣幸被邀请为这套丛书作序。作为眼视光医院的创建者之一，我与本院已相伴 25 年。在这二十余载中，作为眼科学和视光学临床融合发展的践行者和亲历者，我见证了医学事业的快速进步和本院的蓬勃发展。今天，又看到了我们医院新生代医师们的新作问世，立言立说，为眼科学的发展添砖加瓦，心情尤为激动和欣慰！

  我推荐这套丛书的理由是：对于眼科和眼视光的医师和医护人员来说，医疗实践中的临床病例是非常重要的，是我们诊断和治疗疾病的重要依据。因为每个病例都是独特的，所以我们需要仔细分析每个患者的症状、病史、体征及实验室检查结果，以找到正确的诊断方案和治疗方法。编写这套临床病例丛书并不是一件容易的事情。我们需要仔细分析每个病例，检视所有患者的病历和相关文献，以确保所提供的信息是准确且完整的。我们也需要对这些信息进行分类和归纳，以使读者能够更好地理解每个病例的特点和难点。

  我特别要推荐这套丛书的另一个原因是：这些临床病例均来自我们医院的临床实践，是我院医师们亲手诊疗的患者，也就是我们常说的第一手资料。通过对这些临床病例的诊疗分析，可以帮助眼科或眼视光临床医师提高诊疗水平与能力，尤其对年轻医师的成长很有帮助。经过仔细记录和分析病例，我们可以从中发现一些典型的病例或不同寻常的诊断，这些发现可以启发我们进一步研究和理解这些疾病的本质。我们希望这套丛书的出版可以使读者更好地了解眼视光医学的实践和进步，也可以从这些病例中学到一些实用的技巧和知识，为临床医师和医学生们提供宝贵的参考资料。

最后，我要感谢所有参与了本套丛书编写的医师和工作人员。这套丛书是他们许多年来的经验和知识的总结，我们相信这套丛书将为眼科眼视光疾病的诊断和治疗提供重要的帮助和指导。

温州医科大学附属眼视光医院

2023 年 3 月 25 日于温州

前　言

　　在编写这本书的过程中，我们发现很有必要让大家清晰几个常提到的专有名词。首先是低视力，低视力是指经过标准的屈光矫正、药物或手术等治疗均无法改善的视觉障碍，但仍然有潜力应用其残余视觉功能参与生活和工作。我国 1987 年制定的低视力及盲的标准规定，双眼中较好眼的最佳矫正视力＜ 4.5（0.3）且 ≥ 3.7（0.05）属于低视力，最佳矫正视力＜ 3.7（0.05）至光感属于盲，视野半径＜ 10° 也属于盲。（注：本文中视力采用 5 分记录法，括号中表示了对应的小数视力）。其次是近年来经常被提及的视觉损伤，世界卫生组织（World Health Organization, WHO）在 2003 年提出采用日常生活远视力作为视觉损伤的评价标准，并将其分为轻、中、重度视觉损伤及盲，其中生活远视力＜ 4.7（0.5）为轻度视觉损伤，＜ 4.5（0.3）为中度视觉损伤，＜ 4.0（0.1）为重度视觉损伤（或中央视野半径＜ 20°），＜ 3.7（0.05）为盲（或中央视野半径＜ 10°），中、重度视觉损伤即为传统的"低视力"。2019 年 WHO 在远视觉损伤的基础上添加了近视觉损伤，标准为 40cm 处日常生活近视力＜ 4.5（0.3）（N6 或 M0.8），尚无严重程度分类。可以看出，WHO 更加关注患者日常的生活状态。视觉损伤的定义尽管依然是以视力、视野为标准，但人群纳入了未矫正的屈光不正。

　　目前我们国家仍然沿用 1987 年制定的低视力和盲的标准，但在临床工作中，我们应该认识到，临床视觉康复不是以 4.5（0.3）为界限，而要全面结合患者的视觉功能和其对视觉的需求。很多情况，患者即使视力＞4.5（0.3），依然可能需要视觉康复，如一位青光眼患者，其远视力可能＞4.5（0.3），视野半径还＞20°并不符合传统低视力的诊断，但其由于视野的缩小，对比度视力的下降，而已经出现明显的阅读和夜间行走的障碍。这种情况下，患者也具有接受视觉康复的必要性。

另外，低视力的定义中谈及应该是标准的屈光矫正、药物或手术治疗均无法改善的视力。但在实际临床工作中，我们面临的患者，并非一定获得了最好的屈光矫正或治疗。例如，一位先天性白内障术后的低视力儿童，如果没有合适的屈光矫正和视觉训练，可能就是一名低视力患者，但合适的临床处理，能够使得这些儿童摆脱低视力的诊断。一位角膜移植术后的患者，如果普通的框架眼镜，可能处于低视力的状态，但通过特殊的接触镜的使用，视力就可能会大幅提升。

这就意味着对低视力专科的医师具有更大的挑战。首先，需要非常熟悉各种造成低视力状态的原发疾病，有些原发疾病非常稳定，如一些眼型白化病，有些可能不断发展而进一步造成视力下降（如先天性青光眼）。根据不同的疾病，需要跟患者制订不同的随访计划。此外，需要熟练掌握各种屈光矫正的手段，普通的单光镜、双光镜、渐变镜、软镜、RGP、巩膜镜等，必要的时候可能需要组合使用。对于视觉损伤患者的验光非常具有挑战，往往这类患者存在配合度弱、屈光介质不清等，需要低视力专科医师熟练掌握各类验光技巧。最后，还应该深刻掌握各类型的视觉训练，包括弱视训练、双眼视训练及不同助视器的使用训练等。尤其是对于儿童低视力患者非常重要。总之，对于低视力专科的医师来说，是需要利用一切可利用的工具帮助患者提高视觉功能，在穷尽一切办法之后，依然不能满足患者需求时，再利用各类助视器，发挥患者的残余视觉功能，最后再利用患者其他的感觉系统，整合使用以达到独立生活的需求。

我们站在全程全面视觉康复的角度编写这本书，并期望以真实生动病例的形式呈现给相关的从业人员，但编写过程中，一定存在诸多不足之处，望读者指正。另外，要感谢这本书的编写得到了温州医科大学眼视光学院、温州医科大学附属眼视光医院的大力支持；感谢温州医科大学低视力与视觉康复中心张芳老师、李英姿老师、于旭东老师对整个病例书写的讨论；感谢温州医科大学眼科研究生田丽、叶仪、陈碧池、周诗旗等对文字和图片的整理；感谢科学技术文献出版社老师的倾情帮助；最后本书的翻译和出版也得到了国家重点研发计划（2020YFC2008200，2020YFC2008205）及中国残联基金项目（2021CDPFAT-41，2022CDPFAT-23）的支持，一并感谢。

2022 年 5 月 24 日

目 录

病例 1
病理性近视致低视力康复

病历摘要

【基本信息】

患者，男性，51 岁。

主诉： 自幼双眼视物模糊，加重近 5 年。

现病史： 患者自幼视物模糊，诊断为"双眼近视"，一直坚持配戴眼镜，近 5 年来自觉双眼戴镜视力明显下降。

发病以来，神志清，精神可，生命体征平稳，二便正常。

既往史： 患者既往体健，否认高血压、糖尿病等病史，否认药物过敏史，否认眼部及其他全身手术病史。

【体格检查】

体健，全身及一般状态未见明显异常。

1

【眼科检查】

检查项目		主要内容		
		OD（D）	OS（D）	OU（D）
原远用处方	远距	−12.00D = 4.0（0.1）	−12.00D = 4.0（0.1）	4.0（0.1）
	近距	−12.00D = 4.0（0.1）	−12.00D = 4.0（0.1）	4.0（0.1）
主觉验光	远距	−19.00/−1.00×90 = 4.3（0.2）	−14.00/−2.50×90 = 4.3（0.2）	4.3（0.2）
	近距	−17.00/−1.00×90 = 4.3（0.2）	−12.00/−2.50×90 = 4.3（0.2）	4.4（0.25）
眼压		16.3 mmHg	15.2 mmHg	
对比敏感度视力		0.64	0.64	
对比视野		视野缩窄	视野缩窄	
角膜映光法检查		正位		
遮盖试验		exo，−8$^{\triangle}$ @ N&D		
眼球运动		SAFE		
裂隙灯检查		双眼睑形态正常，启闭可，结膜清，角膜透明，前房深清，虹膜纹理清，瞳孔圆，对光反射正常，晶状体轻度混浊，玻璃体混浊		
眼底检查		视网膜豹纹状改变，C/D 约 0.2，视盘周围及黄斑区见脉络膜萎缩，黄斑中心凹反光未见（图 1-1）		

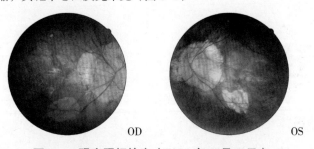

OD　　　　　　　　　　　　OS

图 1-1　眼底照相检查（2021 年 7 月 5 日）

注：本书中未特殊说明远距视力均采用 EDTRS 视力表进行测试，近距离均采用两对比标准对数近视力表，测试距离为 40 cm；视力记录采用 5 分记录法视力，括号内为对应的小数视力；对比敏感度视力均采用 MARs 对比敏感度视力表；眼压采用非接触式眼压计（no-contact tonometer，NCT）；exo 代表外隐斜；SAFE（S: Smooth, A: Accurate, F: Full, E: Extensive）代表眼球运动正常。

【特殊检查】

（1）眼轴检查；OD 31.86 mm；OS 30.16 mm。

（2）眼底 OCT（图 1-2）：双眼黄斑区视网膜走行不平，局部表

笔记

面反射粗糙。神经上皮层可见无反射区，部分视网膜萎缩且层次不清，RPE/CCL反射紊乱（PRE是视网膜色素上皮层，CCL是脉络膜毛细血管层），不均匀增宽。

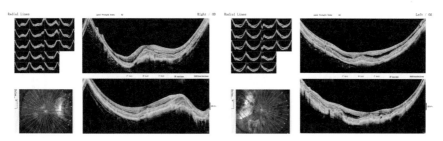

图1-2　黄斑区OCT（2021年7月5日）

（3）B超（图1-3）：双眼玻璃体轻度混浊，后巩膜葡萄肿。

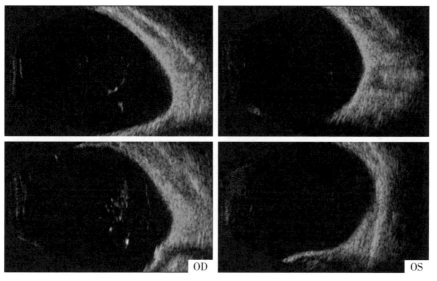

图1-3　B超（2021年5月17日）

（4）视野检查（图1-4）：双眼生理盲点扩大，右眼鼻侧下方视野缩小，左眼下方及颞侧视野缩小。

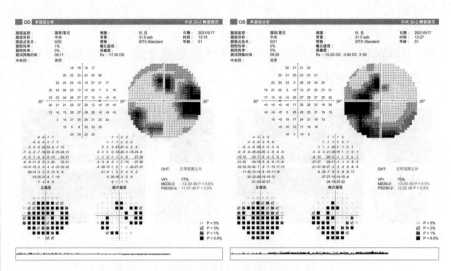

图1-4 视野检查（2021年5月17日）

【诊断】

①二级低视力；②双眼病理性近视；③并发性白内障。

【治疗】

病理性近视眼目前尚无特异性治疗方法，主要进行屈光矫正及低视力康复，如出现并发症则对症治疗。

病理性近视的治疗思路，首先是矫正屈光不正，可以通过配戴框架眼镜、角膜接触镜、角膜屈光手术或有晶体眼人工晶体植入（ICL）手术。

对于进展性近视，如有需要可以行后巩膜加固手术。

另外，病理性近视患者，容易发生并发性白内障，如发生白内障，可以行白内障手术治疗；发生视网膜脱离，可以行激光治疗或视网膜脱离修复手术治疗；对视网膜下新生血管膜及黄斑出血者，采取抗VEGF治疗、激光治疗及光动力学治疗等。

【康复】

1.康复需求及日常生活能力评估

患者为51岁男教师，通过沟通和交流，得知患者在工作中需要批改学生作业，且平时有阅读纸质书本，喜欢用手机浏览新闻，因为近距离看不清晰，影响工作效率；远距离不能看清楚学生的上课反应等前来就诊。患者希望能够借助康复手段，让自己近距离工作更加顺利，并能更清楚地看清远距离物体。另外，患者还有一个困扰觉得自己配戴的镜片太厚重，影响外观和舒适度，希望能改善外观。

2. 康复计划

（1）解释病史和康复计划

告知患者目前高度近视已经导致视网膜功能严重受损，已经损害的视功能（如视力）已经无法通过治疗手段来恢复，但是残余的视觉功能可以通过低视力康复手段来改善，助视器验配的主要目的是为了更好地使用残余视力，如利用放大镜、望远镜等是为了将注视的目标放大，康复本身并不能提高视力。视觉康复是一个漫长而复杂的过程，也是一个个性化验配的过程，可以根据各自的需求来选择康复方式。不同距离、不同的工作任务需要不同的康复手段。同时，也需要一定的时间来学会如何更好地使用各种助视器及使用残余视力。另外，高度近视患者需要避免重体力活动、避免眼部暴力打击，需要定期到眼底内科复查，检查视网膜情况，以预防更严重的并发症的出现。

（2）视觉功能康复

1）屈光矫正：高度近视屈光矫正配镜的原则应适当欠矫，以患者主观感觉舒适、方便、能承受为主，或者配戴角膜接触镜以增大视网膜成像。

患者主觉验光：OD –19.00/–1.00 × 90 = 4.3（0.2）；OS –14.00/–2.50 × 90 = 4.3（0.2）；OU 4.3（0.2）@D，ADD；+2.00DS，远距离给予全矫试戴略感头晕，无法适应。由于其左右眼也存在较大的屈光参差，且患者有看近需求，因此采用单眼视，将右眼球镜屈光度降低5.0D。此时，患者配戴舒适度增加，且自觉远近清晰度均可。

处方一：OD –14.00/–1.00 × 90 = 4.0（0.1）；OS –14.00/–2.50 × 90 = 4.3（0.2）。

处方二：配 RGP 镜片 OD –15.5DS = 4.4（0.25）；OS –12.00 DS =

4.4（0.25），OU 4.4（0.25）。

患者同时选择了单眼视的框架眼镜及 RGP 用于远矫正处方，日常工作中选择 RGP 矫正方式，可以避免高度近视框架眼镜带来的像大小的改变，并改善外形。同时，框架眼镜备用，可以在家配戴。

2）近视力康复：患者双眼的最佳矫正近视力均为 0.2，考虑患者需要经常批改作业及阅读需求，由于患者舒适阅读的视力需求为 4.5（0.3）–4.6（0.4），40 cm 视力为 4.3（0.2），如提高到 4.6（0.4），则阅读距离移到 20 cm，则需要 5.0D 的调节。因此，提高近视力的方法有以下几种：①双眼近用处方 OD –14.00/–1.00×90；OS –9.00/–2.50×90，视力可以达到 0.5；②采用上述提及的单眼视屈光矫正（一只眼看远，一只眼看近）：OD –14.00/–1.00×90；OS –14.00/–2.50×90；③双眼仍然在 40 cm 处看近，OD –14.00/–1.00×90；OS –14.00/–2.50×90（远用处方），此时左右眼近视力均 4.3（0.2），再采用 4× 镇纸式放大镜视力可以达到 4.8（0.6）；或者采用带超长臂自由活动放大镜（图 1-5）视力可达 4.6（0.4）。建议患者近用眼镜式助视器（批改作业、阅读等）、镇纸式放大镜（阅读）、带长臂放大镜（批改作业）配合使用。对于电子产品的阅读，可以使用手机或电脑本身的放大软件 APP，以及手机设置中的字体大小，选择特大字体。

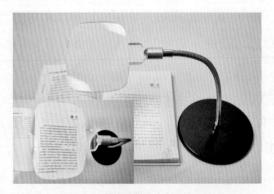

图 1-5　带长臂放大镜（2×）

3）远视力康复：患者远视力 4.3（0.2），自觉日常生活中行走等没有问题，但无法看清楚课堂上学生的课堂表现，给予患者 4× 单筒望远镜，视力可达 4.8（0.6），用于看远处细节时使用。

4）视野康复：由于周边视网膜变性，周边视野略有缩小，可考虑扩大视野康复。予以倒置望远镜试戴，患者觉视力下降明显，看不清眼前细节，自觉目前没有这样的需求，建议暂时不采用增大视野的装置，告知独立行走时务必小心周边，需要频繁转动头位来留意周边视野情况，避免碰撞。

5）其他康复措施：由于近距离戴框架眼镜时工作距离相对较近（20 cm），长时间工作会导致肩颈部酸痛，建议使用阅读架（图 1-6）或调整桌面高度，改善舒适度；同时，建议近距离工作时，使用较强的照明，并且推荐使用长灯臂、亮度可调节的落地灯（图 1-7）。

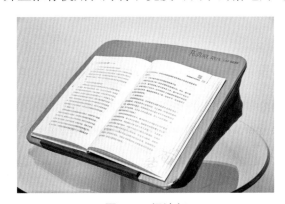

图 1-6　阅读架

6）康复训练：首先在康复护士和医师的帮助下，教会患者使用助视器，并告知每种助视器的优点及局限性，以及适用于何种距离场景，并分别对每一种助视器的使用进行培训。

7）心理康复：通过对患者的心理问卷的自评法及医师、护士在康复过程中的他评法，初步判断患者的心理健康情况，该患者有轻度焦虑倾向，主要问题在于担心自己的视力会进一步下降，影响生活和工作。针对患者的顾虑，通过对高度近视可能导致的并发症进行进一步的解释，告知患者定期做眼底检查，如有问题积极处理，打消患者的顾虑。

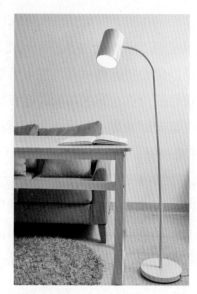

图 1-7　带臂长灯

【随访】

（1）低视力专科每 3 个月随访 1 次。

（2）眼底内科每半年随访 1 次，散瞳检查眼底情况。

病例分析

【病例特点】

患者为双眼病理性近视导致的视觉功能障碍，视觉功能发生了不可逆转的损害。

患者为中年男性，在职教师，目前仍在工作，有明显的看近与看远的视觉康复需求。

【诊断思路】

患者病史、专科检查和辅助检查资料均明确，无须鉴别。

【治疗思路】

病理性近视的治疗思路，首先是矫正屈光不正，可以通过配戴框架眼镜、角膜接触镜（如 RGP）、角膜屈光手术或 ICL 晶体植入手术，如有需要可以行后巩膜加固手术。另外，病理性近视患者，容易发生并发性白内障，如发生白内障，可以行白内障手术治疗；发生视网膜脱离，可以行激光治疗或视网膜脱离修复手术治疗；发生脉络膜新生血管，则需要进行抗新生血管治疗。

【康复思路】

（1）根据患者的年龄、职业、目前的眼部情况及康复需求，给予患者看远、看近的视觉功能康复，来满足患者批改作业、看书、使用手机的需求，以及看清楚远处细节的需求。

（2）由于周边视网膜变性，周边视野损害，如有需要，可以安排视野康复和行走技能的康复。

（3）由于近距离阅读距离较近，可以使用阅读架改善舒适度，并提供带长臂的强照明。

（4）通过心理问卷自评法和他评法，发现该患者为轻度焦虑，针对患者的担心问题，医师给予详细的讲解，打消其顾虑。

（5）患者经常需要使用电脑、手机等电子产品，可以使用电脑和手机的放大软件及使用大字体来帮助改善视觉效果。

疾病介绍

病理性近视（pathological myopia，PM）是因眼轴过度增长而造成的眼底后极部损害为特征的高度近视，它具有以下几个特征：眼轴不断增长，眼球后极部向后扩张形成后巩膜葡萄肿；近视度数随年龄增长不断增加；造成眼球后极部视网膜与脉络膜的损害。视力的减退可因并发性白内障、视网膜脱离、脉络膜新生血管等引起。病理性近视是我国引起低视力的主要病因之一，患者屈光度多在 −10.00 D 以上甚至达 −40.00 D。我国是世界上近视眼最多的国家之一，目前我国高中生近视患病率达 80% 以上，病理性近视在人群

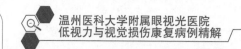

中的患病率为 1%～2%，随着儿童青少年近视发病年龄提前、进展增快，病理性近视的比率仍将上升，病理性近视导致的低视力风险也随之增加。

1. 低视力特点

这些患者由于戴高屈光度的负透镜，而使得视网膜成像显著缩小，看远处物体时似乎更远一些，屈光不正 -10.00 D 以上时，视网膜成像显著缩小，发生辨认困难，因而有些患者不愿意接受眼镜。若出现眼底等病变，矫正视力无法提高。

病理性近视后期，各种并发症导致矫正视力无法提高。

不戴镜可获得较好的近视力，但患者的远点太近，如 -15.00 D 的近视，远点在眼前 6.7 cm，长时间在 6.7 cm 距离近读易发生疲劳和工作不便。

2. 屈光矫正原则

病理性近视所致的低视力在康复方面的首要措施是仔细进行屈光检查，配戴合适的眼镜，改善远视力。病理性近视屈光矫正配镜的原则，建议适当欠矫，以患者主观感觉舒适、方便、能承受为主，或者配戴角膜接触镜，角膜接触镜的视力矫正效果比普通眼镜好些，戴镜后视野不缩小，物体在视网膜的成像也较大，故年轻人使用较方便而普遍，而老年人因动作迟缓或有全身疾病，摘戴及消毒镜片困难，使用人数较少。另外，配戴角膜接触镜后虽然远视力改善比普通镜片矫正更好，但影响看近，故配戴接触镜者近用可选用屈光度较大的眼镜式助视器。

3. 光学和非光学助视器

有 44.7% 的患者愿意使用远用望远镜式助视器，高度近视眼所导致的低视力患者虽然远视力差，但大多数高度近视患者，不戴眼镜阅读是最简便的方法，他们取下眼镜或减低远用镜屈光度数，可以在较近距离进行阅读或工作，有小部分患者需要用近用放大镜、便携式电子助视器或台式的闭路电视助视器来助视。

4. 照明

通常需要较强的照明，但应避免眩光。

参考文献

1. 周翔天，胡建民，廖洪斐，等. 低视力学. 3 版. 北京：人民卫生出版社，2017.

2. 亢晓丽. 低视力助视技术. 2 版. 北京：人民卫生出版社，2019.

3. 孙葆忱，胡爱莲. 临床低视力学. 北京：人民卫生出版社，2013.

4. 王思慧，吴淑英，李凤莲. 高度近视眼所致的低视力及其康复. 眼视光学杂志，1999,（3）：134–136.

5. VINCENT, STEPHEN J. The use of contact lenses in low vision rehabilitation：optical and therapeutic applications. Clinical & Experimental Optometry，2017，100（5）.

（徐肃仲　田丽　整理）

病例 2
视网膜色素变性致低视力康复

📋 病历摘要

【基本信息】

患者，女性，42岁。

主诉：双眼视力下降，伴夜盲近5年。

现病史：5年前开始觉双眼视力下降，夜盲，自觉双眼视野范围逐渐缩小，行走时经常碰撞他人或他物，下楼梯困难，平日畏光明显，无眼红眼痛，无眼前黑影飘动，无视物变形等不适。曾前后数次就诊，诊断为"双眼视网膜色素变性"。因日常生活中视野较小的原因，存在许多困难，此次就诊希望能扩大视野范围，减轻畏光症状等。

发病以来，神志清，精神可，生命体征平稳，二便正常。

既往史：患者既往体健，否认高血压、糖尿病等病史，否认药物过敏史，否认眼部及其他全身手术病史。

【体格检查】

全身及一般状态良好，听力无特殊。

【眼科检查】

检查项目		主要内容		
		OD（D）	OS（D）	OU（D）
未矫正视力	远距	4.3（0.2）	4.4（0.25）	4.4（0.25）
	近距	4.3（0.2）	4.4（0.25）	4.4（0.25）
主觉验光	远距	−1.25×80=4.3（0.2）	−1.50×75=4.4（0.25）	4.4（0.25）
	近距	−1.25×80=4.3（0.2）	−1.50×75=4.4（0.25）	4.4（0.25）
眼压		13.9 mmHg	13.6 mmHg	
对比敏感度视力		0.44	0.48	
角膜映光法检查		远近均正位		
眼球运动		SAFE		
对比视野		视野向心性缩小，管状视野		
裂隙灯检查		双眼睑形态正常，启闭可，结膜清，角膜尚透明，前房深清，虹膜纹理清，瞳孔圆，对光反射正常，晶状体轻度混浊，玻璃体混浊		
眼底检查		后极部网膜平伏，C/D 约 0.3，黄斑中心反光暗，视网膜血管狭窄，周边部视网膜血管周围有不规则散在骨细胞样色素沉着，周边视网膜色泽淡（图 2-1）		

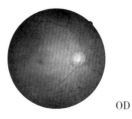
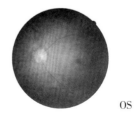

OD　　　　　　　　　　　　　　OS

图 2-1　眼底照相检查（2021 年 5 月 17 日）

【特殊检查】

（1）视野检查（图 2-2）：双眼向心性视野缩小（＜10 D）。

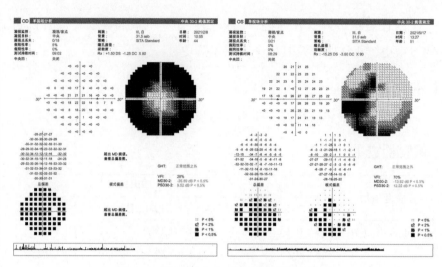

图 2-2　视野检查（2021 年 5 月 17 日）

（2）OCT 检查（图 2-3）：双眼黄斑中心凹视网膜厚度变薄，RPE 反射粗糙，脉络膜反射紊乱。

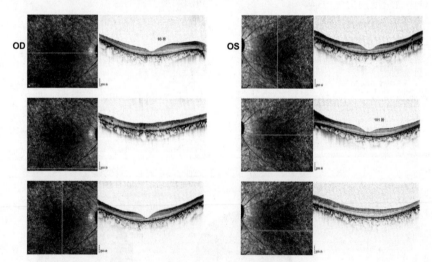

图 2-3　黄斑区 OCT（2021 年 2 月 4 日）

（3）ERG 检查（图 2-4）：双眼波形为熄灭型。

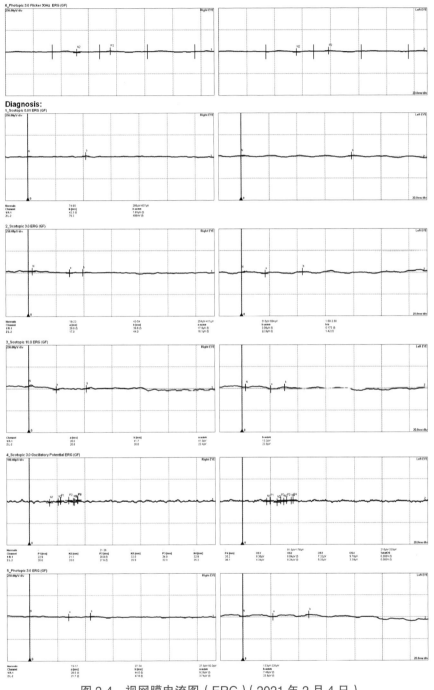

图 2-4　视网膜电流图（ERG）（2021 年 2 月 4 日）

（4）基因检测：使用全外显子组高通量测序检测技术，未检测
到疾病相关基因。

笔记

【诊断】

①二级盲；②双眼视网膜色素变性；③双眼屈光不正；④并发性白内障。

【治疗】

视网膜色素变性目前无特殊有效治疗。对患者进行遗传咨询，告知疾病的特点及遗传方式。可给予血管扩张剂、B 族维生素、维生素 C、维生素 E 等。如果并发白内障可手术治疗。对于视力低下或管状视野者，可给予低视力康复。近年来，新兴的视网膜移植手术、人工视网膜及基因治疗正在临床研究和完善中，将来可能使 RP 的治疗有重大的突破。

【康复】

1. 康复需求及日常生活行为能力评估

患者为 42 岁在职教师，通过沟通和了解，患者为初中英语老师，授课压力比较大，自觉自己的视力、视野情况已经无法满足工作需要，内心比较自责，担心自己影响学生的学业；并且上下班路上，经常会发生碰撞；近距离阅读及批改作业也存在困难，除了看不清晰，还容易跳行，并且畏光明显。做家务没有太大的问题，就是慢一点。患者希望能够借助康复手段，让自己阅读、行走能力改善，并能改善畏光问题。

2. 康复计划

（1）解释病情和康复计划

尽管使用全外显子组高通量测序检测技术未检测到疾病相关基因。但是根据患者的病史及眼底检查结果可以确诊为视网膜色素变性，该疾病已经造成的视力、视野改变不可逆转，并且随着时间还有缓慢下降的可能，需要向患者及家属强调目前并没有治疗视网膜色素变性的方法，以免他们抱着不切实际的想法。虽然患者的视功能已经没有办法再提高，但是通过低视力康复手段，如利用一些助视器，可以帮助患者更好地使用残余视力，或者一些辅助的装置、设备来改善他们的活动能力。

（2）视觉功能康复

1）屈光矫正：主觉验光：OD −1.25 × 80 = 4.3（0.2）；OS −1.50 × 75 = 4.4（0.25），由于视力并无明显提高，告知无须配戴远用眼镜。

2）近视力康复：患者双眼中好眼的近视力为 0.25，考虑患者有近距离批改作业的需求，看近距离时双眼配戴 +1.75 D 的近用眼镜［患者舒适阅读的视力需求为 4.5（0.3）～ 4.6（0.4），此处按 4.6（0.4）计算，需要放大 1.6 倍，需要移到 25 cm，那么需要 4 D 的调节，患者 42 岁，按照公式计算调节力有 4.5 D，保留一半原则为 2.25 D，那么需要的近附加为 1.75 D］；选择 2× 带光源的立式放大镜视力可达 4.6（0.4）；看手机或电脑可以使用放大软件及增大字体的方法。

3）远视力康复：患者好眼的远视力 4.4（0.25），给予 2.8× 双目望远镜后双眼视力达到 4.7（0.5），但由于视野缩小明显，患者觉得并没有帮助，拒绝使用。

4）视野康复：患者双眼目前均为管状视野，考虑给予扩大视野康复，和患者沟通扩大视野的方法、最大的功能及视力下降的可能。试用 −5.00 D 负镜片（图 2-5），虽然觉得视力有所下降，但感觉视野范围明显扩大，给予 4× 望远镜倒置试戴后患者也有同样的感受，最后患者选择 4× 倒置望远镜用于观察周边视野情况。告知患者扩大视野的方法仅用于静止时，行走时禁止使用。另外，独立行走时务必小心周边，需频繁转动头位来留意周边视野情况，避免碰撞。

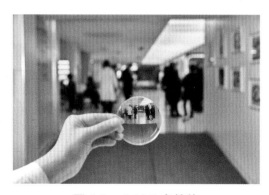

图 2-5　-5.00 D 负镜片

5）其他康复：患者畏光明显，室外选用黄色滤光镜（图2-6），可以有效提高对比敏感度，并有效缓解畏光情况。批改作业及阅读时容易跳行，可以使用阅读裂口器（图2-7）。生活中应该尽可能避光，除了配戴黄色滤光镜外，可以配合戴长帽檐的帽子或者太阳伞。根据周边和中心视野受累程度采取定位和灵活性训练也能提高功能性视力，在行走时，建议携带识别盲杖，这样可以让周围的人更容易注意到自己，不过这项建议并未被采纳，因为患者比较担心他人看待她的态度。

6）遗传咨询：患者育有一女，初中生，由于担心女儿是否可能患有同样的疾病，建议进行遗传咨询。

7）康复训练：首先在康复护士和医师的帮助下，了解每种助视器的特点、优缺点、适用的场合，教会她如何使用每种助视器。

8）心理康复：通过心理问卷的自评法和他评法，患者有重度的焦虑情绪和轻度抑郁情绪。与患者沟通后发现，患者对眼部疾病视网膜色素变性及由此带来的视力、视野损害情况比较了解，接受视力、视野损害的现实，并对未来疾病进展后视力、视野进一步损害可能导致盲的现实也有清晰的认识。所担心的是目前的眼部情况并不能适应工作，担心因为自己的关系影响教学，比较自责。并与领导沟通过，想要更换工作岗位。由于同事与领导对疾病缺乏认识，并不能理解患者目前的眼部情况，更换岗位的请求并未通过。通过与患者的沟通，低视力中心医师与护士鼓励患者与领导做进一步的沟通，如有需要，低视力中心工作人员可以帮助其向领导解释疾病情况及疾病的预后。

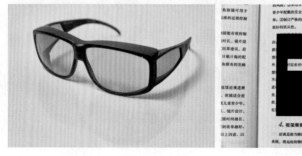

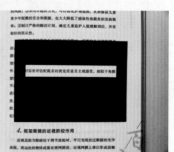

图2-6　滤光镜　　　　　　图2-7　阅读裂口器

【随访】

（1）预约心理咨询。

（2）每 3 个月复查 1 次，患者可以灵活使用助视器后，改为半年随访。

病例分析

【病例特点】

（1）患者为视网膜色素变性导致的视力、视野等视功能障碍，左眼视力虽有 0.25，但是双眼视野已经呈管状视野，严重影响工作和生活，视觉功能已经发生不可逆转的改变，并且视功能会逐渐下降。

（2）青年女性，在职教师，患者有明显的看近、看远及视野康复的需求。患者对疾病的接受理解度比较高。

【诊断思路】

患者病史、眼科检查和特殊检查资料均明确，尽管没有检测到疾病相关基因，视网膜色素变性诊断明确，无须鉴别。

【治疗思路】

视网膜色素变性是致盲性眼病，目前尚无有效治疗方法，通常给予患者病因筛查、遗传咨询、注意防护。关于药物治疗及基因治疗，尚未应用于临床。对于伴随明显屈光不正、白内障等其他疾病，可进行相应的处理。

【康复思路】

（1）视网膜色素变性是致盲性眼病，需要告知患者及家属该疾病的特点，避免患者抱有不切实际的幻想，盲目就医。

（2）患者为中年女性，在职教师，根据患者目前的眼部状况及康复需求，需要给予患者看远、看近视觉功能康复，来满足远距离

笔记

视物、近距离批改作业、阅读、看手机等的需求。

（3）患者的双眼呈管状视野，中心视力仍有 0.25，可以使用倒置望远镜或负镜片来扩大视野。

（4）患者畏光明显，室外选用黄色滤光镜，可以有效提高对比敏感度，并有效缓解畏光情况。批改作业及阅读时容易跳行，可以使用阅读裂口器。

（5）由于经常使用手机、电脑等电子产品，可以充分发挥智能手机和电脑上的电子放大软件来辅助阅读和识别。

（6）在行走方面，可以采取定位和灵活性训练，或者可以手持识别盲杖。

疾病介绍

视网膜色素变性（retinitis pigmentosa，RP）是一组遗传相关性眼病，属于光感受器细胞及色素上皮营养不良性退行性病变。临床上以夜盲、进行性视野缩小、色素性视网膜病变和光感受器功能不良为特征。通常双眼发病，极少数病例为单眼。一般在 30 岁以前发病，最常见于儿童或青少年期起病，至青春期症状加重，到中年或老年时因黄斑受累视力严重障碍而失明。视野丧失始于中周部，逐渐向中心发展，表现为视野进行性缩小，晚期形成管状视野。据估计目前全世界已有患者约 150 万人，是眼底病致盲的重要原因之一，目前 RP 治疗方法包括神经保护治疗、干细胞治疗、人工视网膜等，但仍没有有效的治疗方法。对 RP 患者眼底病变、视网膜电图、视野等进行定期检查，观察其视力、视野变化情况，及时发现白内障、青光眼等并发症。建议有此病遗传倾向，或有夜盲症等视网膜色素变性早期症状的患者尽早进行眼部筛查，对有家族史的在生育前进行遗传咨询。

视网膜色素变性的遗传方式：根据家族史可分为四大类，即常染色体隐性遗传、常染色体显性遗传、X- 连锁隐性遗传及散发性。

1. 低视力特点

视网膜色素变性患者通常以夜盲为首发症状，视野呈向心性缩小，伴随着视力的下降。

2. 低视力康复

1）对于中心视力尚可的患者可以使用倒置望远镜、负镜片来扩大视野。

2）放大镜和照明对于阅读有效。

3）对视力及视野损害严重者可以选择闭路电视式（CCTV）助视器。

4）滤光镜可以有效提高对比敏感度和减少眩光。

5）根据周边和中心视野受累程度采取定位和灵活性训练也能提高功能性视力。

6）对视力及视野严重受损者，建议生活技能康复，如盲杖使用、行走技能等康复培训。

参考文献

1. 亢晓丽. 低视力助视技术. 人民卫生出版社，2019.

2. RUNDQUIST J.Low vision rehabilitation of retinitis pigmentosa. Journal of visual impairment & blindness，2004，98（11）：718-724.

3. 倪灵芝，邓如芝，徐丽文等. 有色滤光镜对视网膜色素变性患者视功能的影响. 健康研究，2020，40（1）：100-102.

（徐肃仲　田丽　整理）

笔记

病例 3
Usher 综合征（耳聋视网膜色素变性综合征）致低视力康复

病历摘要

【基本信息】

患者，女性，40岁。

主诉： 自幼夜盲，听力下降，视物不清 10 余年。

现病史： 患者自幼夜间视力差伴听力下降，十年前开始视力下降，呈缓慢渐进性，畏光明显，无眼红眼痛，无眼前黑影飘动，无视物变形等不适，无配戴眼镜。曾多次就诊，诊断为 "Usher 综合征"。

发病以来，神志清，精神可，生命体征平稳，二便正常。

既往史： 患者自幼听力下降，否认高血压，糖尿病等病史，否认药物过敏史，否认眼部及其他全身手术病史。

家族史：爷爷奶奶近亲结婚（表兄妹）。患者弟弟有同样病史，自幼夜盲、听力下降。其母亲、父亲无相关病史。

【体格检查】

患者全身状态良好，双耳听力下降。

【眼科检查】

检查项目	主要内容	
	OD（D）	OS（D）
主觉验光	–0.00/–0.75 × 60 = HM/20 cm（0.002）	Plano = HM/20 cm（0.002）
眼压	16.0 mmHg	15.6 mmHg
角膜映光法检查	远近均正位	
眼球运动	SAFE	
对比视野	管状视野	
裂隙灯检查	双眼睑形态正常，启闭可，结膜清，角膜透明，前房深清，虹膜纹理清，瞳孔圆，对光反射迟钝，晶状体后囊轻度混浊	
眼底检查（散瞳）	视盘蜡黄，视网膜动静脉变细，中周部可见大量散在骨细胞样色素沉着，视网膜色泽暗淡，网膜平（图 3-1）	

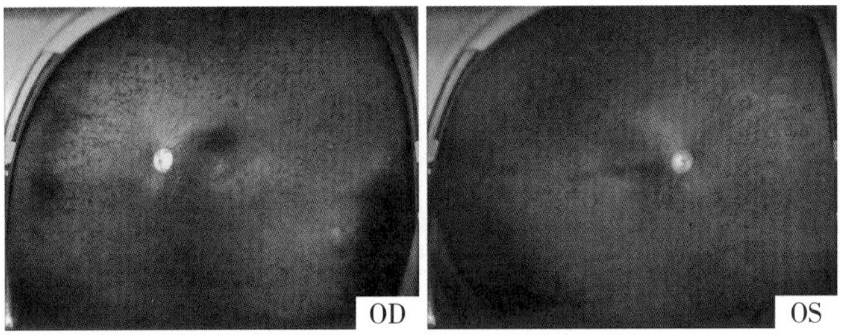

图 3-1　眼底照相检查（2021 年 8 月 9 日）

【特殊检查】

（1）黄斑区 OCT（图 3-2）：双眼中心视网膜厚度变薄，光感受器反射缺失，RPE 反射粗糙，脉络膜反射紊乱。

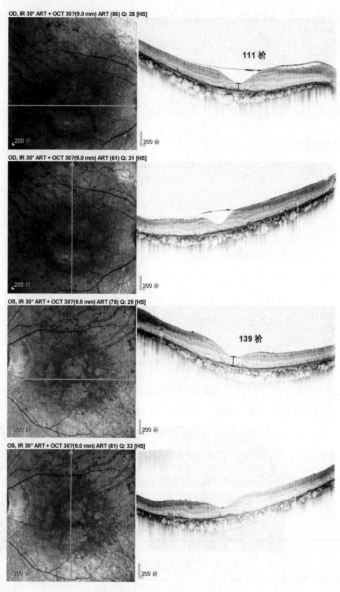

图 3-2　黄斑区 OCT（2021 年 8 月 9 日）

（2）基因检测：使用全外显子组高通量测序检测技术，检测到 *USH2A* 基因。

【诊断】

①一级盲；② Usher 综合征（耳聋视网膜色素变性综合征）；③并发性白内障。

【治疗】

视网膜色素变性目前无特殊有效治疗。对患者进行遗传咨询，告知疾病的特点及遗传方式。可给予血管扩张剂、B 族维生素、维生素 C、维生素 E 等。如并发白内障可手术治疗。对于视力低下或管状视野者，可给予低视力康复。近年来，新兴的视网膜移植手术、人工视网膜及基因治疗正在临床研究和完善中，将来可能使视网膜色素变性的治疗有重大的突破。对听力障碍，首先应该确定听力障碍的性质，确定治疗方案，如一旦药物或手术均不能奏效，应尽早为患者选配助听器或进行人工耳蜗植入等治疗。

【康复】

1. 康复需求及日常生活能力评估

患者为家庭主妇，通过沟通和了解，患者目前的问题是行走困难，家务困难，在家里行走容易发生碰撞，厨房工作通常弄得一团糟，现在基本在家就是坐着，听听电视的声音。患者希望能够提高视力，如不能提高，希望能够改善自己在熟悉环境中的行走能力，做家务的能力。

2. 康复计划

（1）解释病情和康复计划

告知患者，目前视网膜色素变性疾病，已经导致了视网膜功能不可逆的严重受损，已经损害的视功能无法通过治疗来恢复，鉴于目前的视力情况，已经无法通过光学的助视器来帮助提高视力，目前需要做的是行走的康复和日常生活技能的康复。这些康复由我们中心的康复护士承担，并且需要一段较长的时间来完成。

（2）视力和听力复合障碍的康复

1）确定视觉障碍伴有听力障碍：根据家属提供的病史，耳鼻咽喉科的就诊记录及在就诊过程中患者的反应，可以明确患者存在听力问题。

2）屈光矫正。主觉验光：OD –0.00/–0.75 × 60 HM/20 cm（0.002）；

25

OS plano HM/20 cm（0.002），视力无提高，无须配镜。

3）定向和行走康复：定向和行走能力与低视力患者生存质量的提高有密切的关系，患者既往的视觉经验及阅历，可以帮助他们掌握定向行走。行走训练主要有随行技巧、独行技巧及盲杖使用3个方面的内容。低视力中心护士将教会他们这些技能，通过充分利用其他感觉器官如触觉、嗅觉等其他感觉的补偿作用，进行定向行走的康复训练。

4）日常生活技能康复：主要是家庭环境的改造及厨房技能的康复。家庭环境的改造能有效地预防及降低低视力患者跌倒的风险，需要了解家中地面是否平整、有无障碍物等，也需要注意电器插座、开关有无触电危险等。厨房技能的康复包括教会患者厨房物品的分类、各种标记方式、如何安全烹饪等技能。在康复过程中，通过各种感觉器官的补偿作用，学习一些生活技能，尽量可以做到生活自理。

5）听力障碍康复：如听力障碍通过药物、手术等治疗手段无法达到理想的预期，可尽早选择助听器进行治疗。

6）心理康复：通过心理问卷的自评法和他评法，患者有重度的焦虑、抑郁情绪。和患者沟通后发现，患者对眼部疾病视网膜色素变性及由此带来的视力、视野损害情况并不了解，近几年在家人的陪同下在全国各地不断就医，不但无改善，视力、视野还进一步下降，听力下降也进一步加重。患者目前无法独立行走、无法进行家务劳动，自觉自己存在感弱，不但没有给家人分忧，还给家人带来了不少麻烦，所以愧疚感比较强。在完成其生活技能、行走康复的同时，帮助其预约心理医师进行辅导。

【随访】

（1）预约心理咨询，家人一同参与咨询。

（2）每3个月复查1次。

病例分析

【病例特点】

（1）患者因为视网膜色素变性导致的视觉功能严重受损，视觉功能发生不可逆转的损害，且随着时间推移会进一步下降。

（2）患者为中年家庭主妇，日常生活中行走困难，家务完成困难。

【诊断思路】

患者病史（眼部与听力下降）、专科检查、辅助检查和基因诊断，Usher综合征诊断明确，无须鉴别。

【治疗思路】

目前并发性白内障的程度仍较轻，术后视力恢复可能不明显，目前不建议行白内障手术。主要目标为日常生活技能康复、定向行走康复、听力康复及心理康复。

【康复思路】

（1）Usher综合征为致盲性疾病，需要让患者及家属树立对疾病的科学认识，了解自身视力损害的原因，目前的视力、视野情况，疾病的预后，应该做哪些工作，不应该做哪些工作，做好缺陷补偿训练，不应该盲目求医。

（2）患者为中年女性，家庭主妇，根据患者目前的视力情况及康复需求，给予生活技能康复及行走技能康复。

（3）因为合并有听力的下降，建议五官科进一步就诊，如有必要配戴助听器。

（4）患者目前的心理评估为重度的焦虑及抑郁状态，对疾病的接受程度存在偏差，安排患者与家属共同参加心理咨询。

（5）因为Usher综合征为遗传性疾病，患者担心孩子的视力问题，建议进行遗传咨询和详细检查。

疾病介绍

Usher 综合征（耳聋视网膜色素变性综合征）是伴随听力障碍的视网膜色素变性综合征属，常染色体隐性遗传性疾病，约占遗传性耳聋的 10%，在盲、聋患者中的发病率高达 50%，是耳聋儿童致盲的主要病因。其主要特点为进行性感音神经性聋伴视网膜色素变性，多具有 Mondini 畸形（先天性耳蜗畸形又称 Mondini 内耳发育不全，是最常见的一种内耳畸形），听力损失自中度至重度。某些人可有前庭病变，嗅觉丧失，失声，智力落后等。眼部因进行性视网膜色素变性而表现为一系列相关病变，如夜盲、色盲，暗适应差，视神经萎缩等。

对于伴有低视力的听力障碍者而言，在诊断和康复过程中一定要充分地依靠患者家属，首先取得他们的信任和支持，共同康复视觉和听觉，最大限度地减少因多感觉障碍带来的困难，使患者也能融入主流社会。

（1）确定视觉障碍伴有听力障碍的技巧

当患者同时存在听力和视力障碍的疾病时，病史的询问非常重要，尤其当患者否认自己听力问题，但又出现下列一些情况时，医师应该考虑到患者的听力可能已经存在缺陷或困难。

1）交谈时经常打岔，埋怨别人讲话含糊或理解错误。

2）患者喜欢坐在椅子的前沿听医师讲话，或将手掌贴近耳朵。

3）不能准确判断声源方向。

当医师发现患者可能存在听力问题时，应该建议患者到耳鼻咽喉科做进一步地检查与测试。

（2）复合障碍的处理

1）明确多感觉障碍者中枢神经系统的功能是否正常，是否具备与普通人交往的可能。耳科、眼科医师应与听力学和视光学工作者密切配合，明确诊断并制定治疗和康复计划，最大限度地改善因为复合障碍带来的负面影响。如药物、手术等治疗无法达到预期目标时，可尽早选用助听器或助视器进行治疗。

2）调动患者所有的感觉器官，采取多重组合训练的模式，最大化地优化人体潜能，如指导他们借助残余的视觉功能进行听力及语言的康复。

3）个性化地制定具体的进度计划与目标。

4）动员患者周边的人员共同参与患者的康复工作。

参考文献

1. 周翔天，胡建民，廖洪斐等. 低视力学. 3 版. 北京·人民卫生出版社，2017.

2. ARCOUS，MARINE. Psychosocial determinants associated with quality of life in people with usher syndrome. A scoping review.Disablity and Rehabilitation（2019）：1–12.

（徐肃仲　田丽　整理）

笔记

病例 4
成人屈光参差性弱视康复

病历摘要

【基本信息】

患者，男性，22 岁。

主诉： 左眼视物模糊近 20 年。

现病史： 患者自幼左眼视物模糊，诊断为"左眼远视、左眼屈光参差性弱视"，因右眼视物清晰，一直未配戴眼镜，平日觉双眼偶有疲劳感，尤其是看手机与电脑工作时明显，不伴有眼红、眼痛、畏光、流泪等不适，今来我院门诊，想要提高左眼视力。

发病以来，神志清，精神可，生命体征平稳，二便正常。

既往史： 患者既往体健，否认高血压、糖尿病等病史，否认药物过敏史，否认眼部及其他全身手术病史。

【体格检查】

体健，全身及一般状态未见明显异常。

【眼科检查】

检查项目		主要内容	
		OD（D）	OS（D）
未矫正视力	远距	4.9（0.8）	4.2（0.15）
	近距	4.9（0.8）	4.2（0.15）
主觉验光	小瞳孔下	+1.50 = 5.0（1.0）	+6.00 /−1.00 × 5 = 4.2（0.15）
	睫状肌麻痹后	+3.50 = 5.0（1.0）	+7.00 /−1.00 × 5 = 4.5（0.3）
眼压		19.3 mmHg	18.2 mmHg
对比敏感度视力		1.68（正常）	1.04（轻度下降）
对比视野		视野无明显改变	视野无明显改变
角膜映光法检查		正位	
遮盖试验		远距离 正位；近距离：$3^{\triangle}$exo	
眼球运动		SAFE	
裂隙灯检查		双眼睑形态正常，启闭可，结膜清，角膜尚透明，前房深清，虹膜纹理清，瞳孔圆，对光反射正常，晶状体透明，玻璃体清	
眼底检查		视网膜平伏，C/D 约 0.3，黄斑中心凹反光可见	
注视性质检查		双眼中心凹注视，注视性质较稳定（图 4-1）	

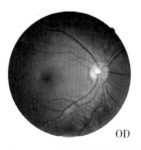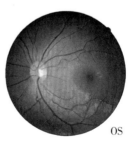

OD　　　　　　　　　　OS

图 4-1　双眼眼底照相检查（2022 年 1 月 22 日）

【特殊检查】

（1）眼轴检查：OD 22.88 mm；OS 21.45 mm。

（2）黄斑区 OCT（图 4-2），双眼黄斑区视网膜各层形态基本正常。

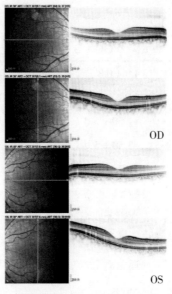

OD

OS

图 4-2 黄斑区 OCT（2022 年 1 月 22 日）

（3）视盘 OCT（图 4-3），双眼除鼻侧外，其他各方位的视神经纤维层厚度均有所增加。

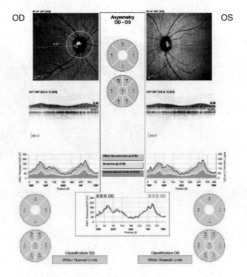

图 4-3 视盘 OCT（2022 年 1 月 22 日）

【诊断】

①双眼屈光不正；②左眼屈光参差性弱视。

【治疗】

屈光参差性弱视无药物或手术治疗方法。主要进行屈光矫正及康复训练。

【康复】

1. 了解康复需求

患者为 22 岁在校大学生，男性，通过沟通和交流，得知患者要参加工作，因而有强烈的短期内提高左眼视力的需求。

2. 康复计划

（1）解释病史和康复计划

告知患者目前左眼的矫正视力较差，且由于年龄较大，已经错过了弱视治疗的敏感期，弱视治疗效果不会太好，但由于仍然处于弱视治疗的可塑期，左眼矫正视力通过戴镜和弱视训练并非没有提高的可能。不过首先需要配戴框架眼镜或者接触镜，戴镜后给予遮盖右眼，并刺激左眼的视觉发育。视觉康复是一个漫长而复杂的过程，也是个性化验配的过程，可以根据各自的需求来选择康复方式。同时，患者的依从性很重要，也需要定期的不间断的随访来调整训练方案。患者有强烈的意愿，想要尝试。

（2）视觉功能康复

1）屈光矫正：高度远视屈光参差矫正配镜的原则应足矫，以患者主观感觉舒适、方便、能承受为主，或者配戴角膜接触镜可以减少双眼视网膜成像大小的差异。RGP 由于其较好的透氧性、优质的光学性能，是屈光参差性远视患者的较佳的矫正方式。

处方一：依据散瞳验光度数减去 +1.00 DS，给予框架眼镜处方，做备用眼镜。处方 OD：+2.50；OS：+6.00 −1.00 × 5。

处方二：验配 RGP 镜片，OD：+2.50 DS；OS：+6.50 DS。

患者同时选择了框架眼镜及 RGP 用于矫正处方，日常工作中选择 RGP 矫正方式，可以避免高度远视框架眼镜带来的物像大小的改变，并改善外形。同时，框架眼镜备用，可以在家配戴，配戴时遮盖右眼。

2）遮盖：考虑到患者为成年人，给予短期遮盖，连续遮盖右眼 1 个月。

患者随访 1

患者戴镜 1 个月后复诊，患者谨遵医嘱，坚持戴镜，并坚持清醒时间均遮盖右眼。

【检查】

（1）裂隙灯检查：双眼角膜透明，荧光素染色（–）。

（2）双眼 RGP 配适评估：中心定位、活动度、覆盖度均良好。

（3）VAcc：OD 5.0（1.0）；OS 4.7（0.5）@D（EDTRS 视力表）。

（4）主觉验光：OD +2.50；OS +6.00 –1.00 × 5。

（5）视功能检查结果见表 4-1。

表 4-1　双眼视功能检查结果 1

角膜映光法检查	正位
立体视检查 参考值（≤ 60″）	TNO：无 TITMUS：200″ OPTEC6500：无 远距随机点立体视：无
Worth 4 点	4 点 @D 4 点 @N
调节幅度 （移近法）	OD 10 D OS 4 D
调节灵敏度 （±2.00D）	OD 10 cpm OS 2 cpm（+）
集合近点（NPC）	5 cm

【康复】

（1）继续配戴 RGP。

（2）遮盖右眼每日 6 小时。

（3）调节功能训练：由于患者左眼调节功能异常，表现为调节灵活度下降，调节幅度降低，故予以调节训练：推进训练、Hart 表远近训练、±2.00D 翻转拍训练。

（4）融像立体视训练：虚拟现实（VR）训练双眼视功能。

弱视训练及双眼视功能训练采用医院训练与家庭训练结合的模式，每周 2 次医院训练，5 次家庭训练。

患者随访 2

患者戴镜及弱视训练、双眼视觉训练 2 个月后复诊，患者谨遵医嘱，坚持戴镜，并坚持每天遮盖右眼 6 h，左眼弱视训练及双眼视功能训练。左眼调节功能有了显著的提高，视力提高 1 行，且有了粗浅的立体视功能。

【检查】

（1）裂隙灯检查：双眼角膜透明，荧光素染色（－）。

（2）双眼 RGP 配适评估：中心定位、活动度、覆盖度均良好。

（3）VAcc：OD 5.0（1.0）；OS 4.8（0.6）@D（EDTRS 视力表）。

（4）主觉验光：OD：+2.50；OS：+6.00 −1.00×5。

（5）视功能检查结果见表 4-2。

【康复】

（1）继续配戴 RGP。

（2）遮盖右眼每日 6 小时。

（3）调节功能训练：患者左眼调节功能有了显著提高，进一步训练以便巩固调节功能。

（4）融像立体视训练：虚拟现实（VR）训练双眼视功能。

（5）建议每周 1 次医院训练，6 次家庭训练。

表 4-2 双眼视功能检查结果 2

角膜映光法检查	正位
立体视检查 参考值（≤ 60″）	TNO：240″ TITMUS：100″ OPTEC6500：100″ 远距随机点立体视：240″
Worth 4 点	4 点 @D 4 点 @N
调节幅度 （移近法）	OD 10 D OS 9 D
调节灵敏度 （± 2.00D）	OD 10 cpm OS 10 cpm

🔬 病例分析

【病例特点】

（1）患者为左眼远视屈光参差性弱视，无明显的症状，眼部无明显的器质性病变。自幼存在，由于远视屈光参差性弱视有遗传倾向，询问家族史后该患者无明显家族史。

（2）患者为成年男性，在校大学生，此次就诊有明确的康复需求，并且患者的康复意愿度和依从性都很高。

【诊断思路】

（1）患者 22 岁，左眼高度远视（散瞳后 +7.00−1.00×5，右眼 +3.50 DS），双眼屈光参差达 +3.50 D，表现为单眼无症状性视力下降。

（2）存在双眼视异常。

（3）眼屈光间质透明，眼底无器质性病变。

基于以上几点，远视度数较高的眼发生弱视，初步诊断为"左眼远视屈光参差性弱视，左眼调节异常（调节不足、调节灵活度不良）"。

【鉴别诊断】

（1）眼底器质性病变：眼底照相、视盘及黄斑区 OCT 检查可以排除眼底器质性病变。

（2）高度屈光不正性弱视：双眼高度远视、散光、高度近视等高度屈光不正均有可能导致双眼弱视，通过主觉验光可确诊。

（3）斜视性弱视：任何发育期的显性斜视都可能导致弱视，通过眼位检查，遮盖试验、眼动检查，结合主觉验光，可以确诊。

（4）形觉剥夺性弱视：上睑下垂、先天性白内障、先天性角膜白斑等器质性病变遮挡视路造成形觉剥夺性弱视，通过眼科专科检查可以确诊。

【治疗思路】

屈光不正、屈光参差性弱视及双眼视功能障碍均无药物或手术治疗方法。主要进行屈光矫正及康复训练。

【康复思路】

（1）依从性教育：依从性是影响弱视治疗效果的重要因素。在确诊弱视后，需要与患者交谈以下内容：弱视治疗的预后、治疗效果的可预测性、具体治疗方法及如何配合医师进行治疗。只有获得信任和密切配合，才能有好的依从性，得到事半功倍的效果。

（2）屈光不正的矫正：首先是矫正屈光不正，可以通过配戴框架眼镜、角膜接触镜（如 RGP）等。该患者双眼远视，左眼远视较高。在双眼眼位正的前提下，处方选择赛飞杰散瞳验光后减去一部分生理性远视，由于患者首次戴镜，选择减去 +1.00 DS。双眼减去同样的度数，以达到双眼调节的一致。因此右眼 +2.50；左眼 +6.00 −1.00 × 5，患者是成人，首次戴镜，双眼的屈光参差大，存在不等像，很难融像而出现视疲劳或单眼抑制等双眼视问题，且会阻碍弱视的康复。接触镜能够减小镜片放大率所带来的不等像问题，从而能使屈光参差者获得较好的双眼视功能。建议配双眼 RGP 镜片，同时，考虑到 RGP 有适应过程及实际生活中可能出现镜片丢失、临时摘镜等情况，配了备用的框架眼镜。建议患者日常生活中配戴 RGP 镜片（OD +2.50 DS，OS +6.50 DS），如有需要在家偶可配戴框架眼镜，并遮盖右眼。

（3）遮盖治疗：弱视治疗最简单有效的方法是遮盖治疗，是至今被普遍接受的治疗弱视首选方法。遮盖疗法就是遮盖好眼，强迫弱视眼看东西，这样锻炼弱视眼以达到提高弱视眼视力的目的。对于该患者，由于工作原因，他急于想要提高弱视眼的矫正视力，且时间比较紧迫，我们给他制定的方案是全遮盖好眼 1 个月，一方面通过短期健眼遮盖，可以看出患者是否有视力提高的空间；另一方面成年人一般不会引起遮盖性弱视。此外，由于全部遮盖也有一定的斜视风险，不利于双眼视的恢复，需要密切随访。1 个月复查时，患者视力有所提高，则改为遮盖 6 小时 / 天。

（4）双眼视功能训练：由于弱视眼的调节功能异常，调节幅度较低，调节灵活度下降，且无立体视功能等。在戴镜并遮盖右眼 1 个月后，左眼视力有所提高的前提下，我们为患者制定了调节训练项目：推进训练、Hart 表远近训练、±2.00 D 翻转拍训练及通过虚拟现实（VR）训练融像及立体视功能。

疾病介绍

1. 屈光参差性弱视的形成

在视觉发育期内，屈光参差的度数达到一定程度，一只眼的视网膜上物像模糊，往往导致弱视。近视性屈光参差一般不会形成弱视，因为近视较高眼能够在一定的看近距离过程中得到视觉刺激。而远视性屈光参差则不同，由于远视较高眼无论看远还是看近距离时该眼总是，无法得到清晰像的有效刺激，而度数较低眼往往是主导眼，远视较高眼的视觉中枢无法在和对侧眼对应的视觉中枢的竞争中获得优势而发生弱视。一般远视性屈光参差≥1.50 D，才能诱发轻度弱视。屈光参差度数越大，弱视患病率越高，弱视的程度越重。

2. 屈光参差的矫正方式

屈光矫正是任何伴有屈光不正的弱视治疗的第一步。对于首次配镜患者，应采用睫状肌麻痹验光方能得到准确的度数。由于弱视眼的调节功能往往异常，弱视越深，调节功能越差，弱视眼的调节近点比较远。所以对远视性屈光不正性弱视的矫正原则是：重度弱视患者的远视性屈光不正尽量给予全部矫正；中度弱视患者可以适当欠矫；轻度弱视患者，可以按照视力正常者的处理原则，远视给予适当欠矫。

屈光参差的双眼视网膜像不等大，需要通过屈光矫正促进融像。屈光参差的矫正方式有框架眼镜、角膜接触镜和眼内屈光手术矫正。框架眼镜对视网膜像的放大率影响最大，成人对屈光参差的耐受能力较低，因此，该患者首先推荐硬性角膜接触镜（RGP）矫正。

3. 成人弱视训练

人类视觉发育存在关键期（3岁以前）和敏感期（12岁以前）两个时期，一般认为12岁左右时儿童的视觉功能发育成熟。但由于大脑的可塑性，视觉发育也存在可塑期，超过12岁后弱视治疗依然有效，只是在弱视训练效果方面不如视觉发育敏感期内的患者。

（1）遮盖：遮盖优势眼是最常用的弱视治疗方法，遮盖治疗应该结合弱视的发病原因、患者的年龄、疾病治疗史、屈光度、弱视程度等综合决定。随机临床研究发现，每天6 h的遮盖对7岁以下重度弱视（视力20/100～20/40）患者而言，与全天遮盖一样有效。对中度弱视（20/80～20/40）的患者，每天遮盖2 h与每天遮盖6 h效果相似。虽然遮盖疗法所获得的效果是有效的、稳定的，但也应当考虑到遮盖疗法的一些缺点（如遮盖性弱视、斜视）。在遮盖过程中，要谨防遮盖性弱视及斜视的发生。成人弱视的遮盖尚没有明确的指南，和儿童不同的是，引起遮盖性弱视的概率相对较低，同时重新获得双眼视的机会也有所下降。但由于视觉可塑性的存在，遮

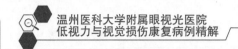

盖对于成年人也是治疗弱视的有效方法之一。

（2）弱视训练：传统的弱视训练除了遮盖、压抑疗法外，增加了辅助训练，如串珠子、穿针线类的比较精细的训练来提高弱视眼视力，但是这些训练相对比较枯燥，儿童的依从性比较差。近年来，很多新的弱视训练方法也取得了一定的临床疗效，如利用视频游戏等。知觉学习也是治疗弱视的潜在手段，知觉学习可以利用大脑神经系统的可塑性，通过视觉训练激活视觉通路，对大龄儿童及成人弱视有一定效果。知觉学习是通过一系列知觉刺激的训练或经历后，这种知觉任务的能力发生相对持久而恒定的变化，大部分的视知觉能力都会随着训练得到提高。

4. 双眼视功能训练

由于弱视眼的调节功能异常，如调节幅度低，调节灵活度下降等，可以进行调节功能训练如推进训练、Hart 表远近训练、±2.00 D 翻转拍训练等。

一般来说在弱视训练中，需要等到双眼视力相差两行以内才进行脱抑制、融像、立体视训练。脱抑制训练可以选择单侧实体镜、偏振阅读单位、脱抑制卡、红绿扑克牌等。融像训练可以选择聚散球、红绿矢量图、裂隙尺、救生圈卡等；而通过虚拟现实（VR）技术，让两眼的像、对比度、亮度、清晰度更相似，富有趣味性与立体感觉的三维动画和特效加上丰富的音效，可以不用等到弱视眼视力提高到与好眼相差 2 行以内就进行视功能训练，让患者可以通过全方位一体的虚拟世界感知，在娱乐中刺激眼睛，并完成双眼视功能的恢复和重建。

总之，该病例患者是成年人，眼部无明显的器质性病变，且弱视眼为稳定的中心注视，因工作有迫切的康复需求，依从性非常好。我们为他制订了个性化的弱视康复计划。首先是睫状肌麻痹后验配配镜（RGP），完全遮盖弱视眼 1 个月，1 个月后复查，改成每日遮盖 6 小时。再结合调节训练、虚拟现实（VR）双眼视功能训练。经过 2 个月的康复训练，弱视眼矫正视力有了显著的提高，调节功能

笔记

得到显著的改善，且有一定的立体视功能，达到了较为理想的效果。对成人弱视的治疗而言，该患者属于个例，前提是患者属于屈光参差性弱视，且为中心注视，眼部无明显的器质性病变，具有非常强烈的意愿、良好的依从性等，其中任何一点都缺一不可。目前对于成人弱视的训练并无统一的标准，虽然视觉系统是有可塑性的，但弱视训练还是要强调不要错过视觉发育的关键期和敏感期。

参考文献

1. 刘陇黔. 视觉训练的原理和方法. 人民卫生出版社. 2019.

2. 赵堪兴主编　斜视弱视学. 人民卫生出版社 .2018.

3. 中华医学会眼科学分会斜视与小儿眼科学组. 中国儿童弱视防治专家共识（2021 年）. 中华眼科杂志 .2021.57（5）：336-340.

4. American Academy OF Pediatric Ophthalmology/Strabismus Preferred Practice Pattern Pediatric Ophthalmology Panel. Amblyopia Preferred Practice Pattern®. Ophthalmology. 2018 Jan；125（1）：105-142.

5. ŽIAK P ET AL. Amblyopia treatment of adults with dichoptic training using the virtual reality oculus rift head mounted display：preliminary results. BMC Ophthalmol. 2017 Jun 28；17（1）：105.

（徐肃仲　田丽　整理）

病例 5
Leber 遗传性视神经病变致低视力康复

病历摘要

【基本信息】

患者，男性，19 岁。

主诉： 双眼渐进性视物模糊伴情绪低落 6 个月。

现病史： 患者 6 个月前无明显诱因出现双眼渐进性视物模糊，无眼红、眼痛，无眼前黑影飘动，无视物变形等不适，曾至本院就诊，诊断为"双眼 Leber 遗传性视神经病变"，予以"艾地苯醌、B 族维生素"治疗，未明显好转。近 6 个月来，患者因视力下降情绪低落，特来门诊就诊。

发病以来，患者神志清，精神可，生命体征平稳，二便正常。

既往史： 否认高血压、糖尿病等病史；否认药物及食物过敏；

否认既往手术史；否认近亲结婚史。

家族史：表哥双眼 Leber 遗传性视神经病变病史。

【体格检查】

全身及一般状态未见明显异常。

【眼科检查】

检查项目		主要内容		
		OD（D）	OS（D）	OU（D）
未矫正视力	远距	3.4（0.025）	3.7（0.05）	3.7（0.05）
	近距	3.4（0.025）	3.7（0.05）	3.7（0.05）
主觉验光	远距	−1.00 = 3.7（0.05）	−1.00 × 180 = 3.7（0.05）	3.7（0.05）
	近距	−1.00 = 3.7（0.05）	−1.00 × 180 = 3.7（0.05）	3.7（0.05）
眼压		14.9 mmHg	18.1 mmHg	
对比敏感度视力		0.24	0.24	0.24
角膜映光法检查		近距远距均正位		
遮盖试验		近距远距均正位		
眼球运动		SAFE		
对比视野		OU Full		
裂隙灯检查		双眼眼睑形态正常，启闭可，结膜清，角膜透明，前房深清，虹膜纹理清，瞳孔圆，对光反射正常，晶状体透明		
眼底检查		双眼视盘界清色红，颞侧颜色偏淡，C/D 约 0.5，血管走行可，动静脉比约 2∶3，黄斑反光存在，后极部视网膜平伏（图 5-1）		

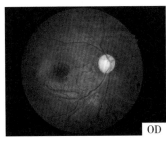
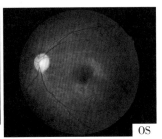

图 5-1 眼底照相检查

【特殊检查】

1. 实验室检查

2019年8月基因检测示 mtDNA 检测 G11778 A（+）。

2. 特殊检查

2019年8月 OCT：双眼黄斑区形态可，未见明显异常（图5-2）。

2019年8月色觉检查：OD 12/12；OS 12/12。

2019年8月头颅 MRI：排除颅内病变。

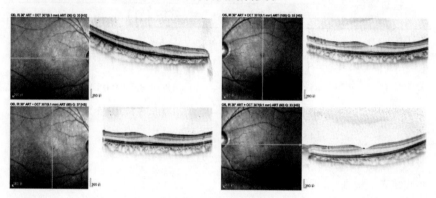

图5-2　黄斑区 OCT

【诊断】

①一级低视力；②双眼 Leber 遗传性视神经病变；③双眼屈光不正。

【治疗】

本病目前尚无有效治疗方法，为减少视神经的毒性损害，通常使用B族维生素药物、血管扩张药物和糖皮质激素等，同时告诫患者避免烟酒，定期随访。

【康复】

1. 康复需求和日常生活能力评估

患者为19岁在校大学生，通过和患者及其母亲沟通，发现患者目前存在上课无法看清楚黑板、投影仪，出门看不清路牌、人脸，看不清书本、手机上的字，目前已休学在家，患者及其母亲均难以接受视力下降的现况。

利用中文版低视力者生活质量量表（Chinese-version low vision quality of life questionnaire，CLVQOL）评估患者日常生活质量和能力，得分 31 分；利用焦虑自评量表（self-rating anxiety scale，SAS）评估患者情绪状态，得分 82 分（提示重度焦虑）。利用广泛性焦虑障碍量表（generalized anxiexy disorde-7，GAD-7）筛查评估患者母亲情绪状态，得分 18 分（提示重度焦虑），进一步使用焦虑自评量表得分 86 分（提示重度焦虑）。

2. 康复方案

（1）解释病情和康复计划

告知患者本病预后较差，目前尚无有效的治疗方法，并且存在遗传的可能性。目前患者因为 Leber 遗传性视神经病变导致视神经功能严重受损，视力可能进一步下降，已经损害的功能无法通过药物、手术等治疗手段来恢复，但残余的视功能可以通过康复手段来改善。视觉康复是一个漫长而复杂的过程，且具有个性化，可根据患者本人的需求选择康复方式，也需要一定时间的康复训练来学会如何更好地使用助视器和残余视觉功能。另外，患者的原发疾病仍然需要定期随访。

（2）视觉功能康复

1）屈光矫正：虽右眼戴镜后视力从 0.025 提高到 0.05，左眼矫正视力无提高，但仍需按 OD −1.00 = 3.7（0.05）；OS −1.00 × 180 = 3.7（0.05）验配远用眼镜，告知平时日常生活配戴此远用眼镜。

2）远视力康复：患者双眼的远视力均为 3.7（0.05），周边视野尚未缩窄，能独立行走但无法识别人脸、路牌等，平时会使用智能手机拍照后并对照片放大辅助识别。给患者 4× 单目望远镜（图 5-3），视力达 4.3（0.2），但患者因望远镜外观原因拒绝接受望远镜，经过沟通后患者愿意尝试使用。

3）近视力康复：患者双眼近视力为 3.7（0.05），有强烈阅读、书写和娱乐需求，推荐使用 4.3 寸便携式电子助视器（图 5-4），使用白底黑字加粗模式较舒适，放大倍率为 6 倍时双眼视力为 4.5（0.3），放大倍率为 8 倍时双眼视力为 4.6（0.4），患者能接受电子助视器。调整手机和电脑字体至最大，也推荐使用语音阅读软件。

4）康复训练：在康复护士和医师的帮助下，教会患者使用助视器，告知每一种助视器的优缺点和适用场合，并对每一种助视器的使用进行培训。在后续随访中，记录平时助视器使用时遇到的困难，及时反馈和解决。

5）心理康复：患者因情绪低落前往门诊就诊，就诊过程中发现患者和家属明显情绪低落，焦虑自评量表得分分别为 82 分和 86 分（均提示重度焦虑），患者及家属均对低视力状态接受度低。和患者及家属反复沟通，倾听患者的感受后发现患者自幼视力佳，半年来视力下降至 3.7（0.05），目前已休学在家，难以接受视力下降事实，对未来感到迷茫。另外，助视器外观不佳，使用时担心别人知道他"视力残疾"的情况。先初步和患者及家属进行沟通，鼓励他们抒发内心情绪，然后详细解释病情和视觉康复的有效性。给患者及家属预约心理康复门诊，并安排多次心理咨询。经过这些咨询，患者和其母亲心态明显好转。3 个月后患者和母亲的焦虑自评量表得分为 52 分和 56 分（均提示轻度焦虑），继续心理康复。经过多次随访康复后，患者及家属也深感医师、康复护士的关爱，逐步接受现实并按期随访进行视觉康复。

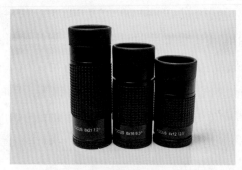

（从左到右放大倍率依次为 8×、6×、4×）

图 5-3　不同放大倍率的单筒望远镜

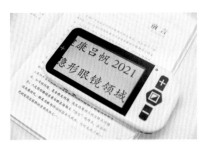

图 5-4   4.3 寸便携式电子助视器

【随访】

（1）定期心理门诊咨询。

（2）原发病每半年随访 1 次。

（3）视觉康复门诊每 3 个月复查 1 次，患者可以熟练使用助视器后改为半年随访，密切关注疾病、视功能和患者心理变化情况。

病例分析

【病例特点】

（1）青年男性患者，双眼视力下降伴情绪低落 6 个月。患者有明显看近视觉康复需求，但患者及家属难以接受视力下降事实，对低视力及视觉康复的认识存在偏差。

（2）遗传史：表哥双眼 Leber 遗传性视神经病变病史。

（3）专科检查：双眼矫正视力欠佳，双眼眼底视盘界清颞侧颜色偏淡。

（4）实验室检查：基因检测示 mtDNA 检测 G11778 A（+）。

（5）特殊检查：MRI 排除颅内病变。

【诊断思路】

根据病史、遗传病史、眼底表现及 mtDNA 结果，诊断明确，无须鉴别诊断。

【治疗思路】

（1）本病目前尚无有效的治疗方法。从疾病治疗角度，为减少视神经的毒性损害，通常使用 B 族维生素药物、血管扩张药物和糖皮质激素等，也应告诫患者避免烟酒。

（2）告知患者疾病特点及预后，建议家人均接受全面的眼科检查及基因检测，必要时予以早期治疗。由于 Leber 遗传性视神经病变是一种遗传性疾病，待患者生育时建议进行遗传咨询和产前诊断。

【康复思路】

（1）Leber 遗传性视神经病变是一种严重的致盲性眼病，疾病在发病前无明显先兆，一旦发病后视力可显著下降，患者及家属往往难以接受。低视力康复工作除了视功能外，更要重视心理康复。本病例中患者为青年男性，6 个月内双眼视力下降至 3.7（0.05），患者及家属心理难以接受视力下降现况，焦虑自测量表评估提示重度焦虑。作为眼科医师可对其进行心理疏导获得信任感，和患者及家属进行沟通时鼓励他们抒发内心情绪，然后详细解释病情和视觉康复的有效性。在此基础上，转诊至心理门诊进行心理康复。

（2）在心理疏导和心理康复的基础上予以视觉康复可事半功倍。因患者尚存视力为 3.7（0.05），推荐其使用便携式电子助视器，在保证高放大倍率的同时还能保证相对大的视野范围。患者因外观拒绝接受望远镜，予以理解，在随访过程中可多次宣教。在验配合适助视器后还需给予训练，确保患者能熟练使用，在后续随访中记录平时助视器使用时遇到的困难，并及时反馈和解决。

📖 疾病介绍

Leber 遗传性视神经病变（leber hereditary optic neuropathy，LHON）是一种遗传性线粒体 DNA 点突变疾病，线粒体基因组 m.11778G>A、m.14484T>C 和 m.3460G>A 突变是其主要的分子基础。临床主要表现为双眼同时或先后急性或亚急性无痛性视力减退，且可伴有中心视野缺失及色觉障碍。该疾病为母系遗传性疾病，男性患者居多，常于 15～35 岁发病。

德国眼科学家 Theodor Leber 于 1871 年首次提出并描述 LHON，它是一种先天性的遗传性疾病。流行病学调查数据显示，人群中约每 30 000 人中有 1 个是 LHON，该疾病预后较差，大部分遗留终身全盲。

到目前为止，该病治疗方法相当有限，主要集中在线粒体神经保护（口服艾地苯醌、辅酶 Q10）、线粒体、基因治疗（腺病毒载体的研发和修饰后蛋白线粒休靶向运输）、线粒体替代治疗（用捐献者正常卵细胞胞质替代 LHON 母亲的卵细胞）等，线粒体靶向基因治疗动物实验及临床试验已开展并初见成效。

Leber 遗传性视神经病在发病前无明显先兆，容易被忽视，一旦发病后往往视力低下，给医师早期诊断和干预带来很大难度。临床对 LHON 的治疗效果仍不理想，大多患者面临终身全盲的结局。视力低于 0.05 的患者可优先推荐放大倍数较高的电子助视器。若出现中心暗点或周边视野缩窄，可相应给予旁中心注视训练或扩视野设备。若视力进一步下降，可辅助给予盲杖、定向行走等技能培训。患者的对比敏感度视力往往因视力低下而出现中重度损害，可通过增大字体或改变环境对比度来改善。低视力康复除了关注视功能外，更应该关注患者及家属的心理状态，予以必要的心理干预，及时、有效地帮助患者及家属。

参考文献

1. 赵堪兴，杨培增，瞿佳，等. 眼科学. 8 版. 北京：人民卫生出版社，2016：233.

2. KIRKMAN M, KORSTEN A, LENONHARDT M, et al. Quality of life in patients with leber hereditary optic neuropathy. Invest Ophthalmol Vis Sci, 2009, 50（7）：3112-3115.

3. HYSLOP L, BLAKELEY P, CRAVEL L, et al. Towards clinical application of pronuclear transfer to prevent mitochondrial DNA disease. Nature, 2016, 534 (7607): 383-386.

4. TAKAHASHI V, TAKIUTI J, J AUREGUI R, et al. Gene therapy in inherited retinal degenerative diseases, a review. Ophthalmic Genetics, 2018, 39 (5): 560-568.

5. BENNETT J, WELLMAN J, MARSHALL K, et al. Safety and durability of effect of contralateral-eye administration of AAV2 gene therapy in patients with childhood-onset blindness caused by RPE65 mutations: a follow-on phase 1 trial. Lancet, 2016, 388 (10045): 661-672.

（林娜　田丽　整理）

病例 6
先天性无虹膜致低视力康复

病历摘要

【基本信息】

患者，女性，20岁。

主诉：双眼畏光伴视物模糊20年，畏光加重3个月。

现病史：患者自出生后出现双眼畏光，伴视物模糊、眼球震颤，无视物变形等不适，诊断为"双眼先天性无虹膜、双眼先天性白内障、眼球震颤"。3个月前行双眼白内障摘除并人工晶状体植入术，手术顺利，术后患者视物模糊较前略好转，畏光加剧，余同前。现转入低视力与视觉康复中心要求康复治疗。

发病以来，患者神志清，精神可，生命体征平稳，二便正常。

既往史：否认高血压、糖尿病的病史；否认药物及食物过敏史；

笔记

否认既往其他手术史；足月顺产，喂养史无特殊。

家族史： 父母非近亲结婚，无先天性无虹膜家族史。

【体格检查】

全身及一般状态未见明显异常。

【眼科检查】

检查项目		主要内容		
		OD（D）	OS（D）	OU（D）
未矫正视力	远距	4.0（0.1）	3.7（0.05）	4.0（0.1）
	近距	4.0（0.1）	3.7（0.05）	4.0（0.1）
主觉验光	远距	−0.50/−0.50 × 175 = 4.1（0.12）	−0.25/−0.75 × 10 = 3.8（0.06）	4.1（0.12）
眼压		12.8 mmHg	12.6 mmHg	
对比敏感度视力		0.64	0.56	0.64
对比视野		正常		
角膜映光法检查		远近均正位		
眼球运动		双眼水平性眼球震颤，运动未受限		
裂隙灯检查		双眼眼睑形态正常，启闭可，结膜清，角膜透明，前房深清，虹膜缺损，IOL 在位（图 6-1），双眼玻璃体轻度混浊		
眼底检查		视盘边界清颜色可，C/D 约 0.3，血管走行可，动静脉比约 2 : 3，黄斑中心凹反光未见，后极部网膜平伏		

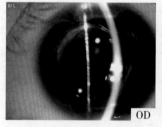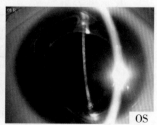

图 6-1 眼前段照相（2019 年 5 月）

【特殊检查】

双眼 OCT 示：双眼眼球震颤，成像欠，未见明显中心凹形态（图 6-2）。

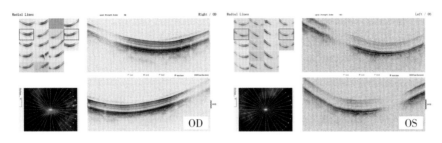

图 6-2　双眼 OCT 检查（2019 年 5 月术后）

【诊断】

①二级低视力；②双眼先天性无虹膜；③双眼先天性白内障（术后）；④双眼人工晶状体眼；⑤双眼眼球震颤。

【治疗】

先天性白内障已通过手术治疗，眼球震颤目前尚无有效根治方法。

【康复】

1. 康复需求和日常生活能力评估

与患者交流后发现，患者自幼视力低下，能接受当前视力低下的现况。3 个月前白内障术后自觉视物模糊较前略好转，畏光加重，本次就诊希望能缓解畏光症状。另外，通过沟通发现，患者目前出门看不清公交车和路牌等，看手机模糊，使用微波炉和洗衣机等电器时看不清指示图标，独立生活较困难。

2. 康复方案

（1）解释病情和康复计划

告知患者当前先天性无虹膜和眼球震颤导致的畏光、视力低下相对稳定，人工虹膜植入手术作为一项新技术可用于治疗先天性无虹膜，但该技术目前尚未在临床广泛应用。视觉康复可通过助视器、生活技能训练等多种手段帮助患者将当前的残余视功能最大化，以获得

笔记

53

独立、满意的生活状态。另外，患者的原发疾病仍然需要定期随访。

（2）视觉功能康复

1）屈光矫正：虽患者矫正视力提高不明显，但仍按 OD –0.50/–0.50×175 = 4.1（0.12）；OS –0.25/–0.75×10 = 3.8（0.06）验配远用眼镜，建议使用变色片，缓解畏光症状。

2）远视力康复：患者希望看清公交车，相对应的目标视力是 4.3（0.20）。

较好眼（右眼）使用 4× 单筒望远镜，视力为 4.5（0.30）；较好眼（右眼）使用 6× 单筒望远镜，视力为 4.7（0.50）；教会患者使用智能手机拍照后放大后辅助识别。

6× 单筒望远镜虽视力较好，但视野范围相应缩小。患者在平时使用 4× 单筒望远镜，在需要看精细的物体时使用 6×。对其进行望远镜使用训练。

3）近视力康复：患者为人工晶状体眼患者，平时使用手机较多，在不同场合下使用不同助视器。

患者为年轻女性，要求镜片美观，因此推荐其日常使用渐变镜（近附加量最大为 +3.5 D），近用距离约为 28 cm，此时双眼近视力为 4.2（0.15）；长时间阅读时使用眼镜式助视器（近附加 +5.0 D），配镜处方 OD：+4.50/–0.50×175 = 4.3（0.20）；OS：+4.75/–0.75×10 = 4.1（0.12），近用距离约为 20 cm，此时双眼视力为 4.3（0.20）；随身携带近用眼镜 3× 折叠式放大镜（图 6–3），较好眼（右眼）使用时视力为 4.5（0.30）；调整手机、电脑字体至最大。

4）缓解畏光：使用变色片或护目镜，外出时配合帽子或遮阳伞可阻挡部分光线，室内控制照明（适当降低），缓解畏光的同时还能增加成像对比度，改善视觉功能。

5）康复训练

助视器训练：在康复护士和医师的帮助下，教会患者使用助视器，告知每一种助视器的优缺点和适用场合，并对每一种助视器的使用进行培训。在后续随访中，记录平时助视器使用时遇到的困难，及时反馈和解决。生活技能康复：患者使用微波洗衣机等电器时看不清指示图标，建议在常用家庭电器上做标记，如大字卡片、立体突出标记（图 6-4）。但无论用哪种方法标记，最好不要超过 3 处，太多标记易混淆。选择高对比度的物品，如用白色杯子装咖啡，用深色杯子装牛奶（图 6-5）；晾挂衣物时可借助缝合处、纽扣、口袋等来识别；利用收纳袋或储物箱来放置衣物，并在整理箱上做标记。

6）心理康复：在评估和康复过程发现患者当前主动表达自己困难，主动积极寻求帮助，无明显的情绪低落表现，广泛性焦虑障碍量表未提示焦虑抑郁，故暂未安排心理门诊咨询，后续康复过程中严密观察患者的心理状态变化。

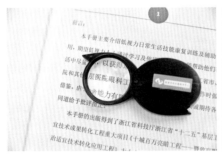

图 6-3　折叠式放大镜

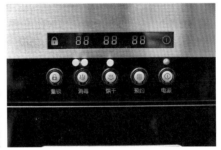

图 6-4　立体突出标记

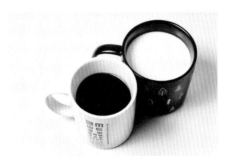

用白色杯子装咖啡，用深色杯子装牛奶。

图 6-5　高对比度物品

【随访】

（1）原发病每半年随访1次。

（2）视觉康复门诊前半年每3个月复查1次，患者可以熟练使用助视器后改为半年随访，密切关注疾病、视功能和患者心理变化情况。

病例分析

【病例特点】

（1）青年女性，20岁，双眼畏光伴视物模糊20年，白内障术后畏光加重3个月，全身情况可。

（2）专科检查：双眼矫正视力欠佳，眼球震颤，虹膜缺损，合并有先天性白内障（目前已手术治疗），黄斑中心凹反光未见。

（3）辅助检查：OCT双眼未见明显中心凹形态。

【诊断思路】

根据病史、全身及眼部表现，易于诊断。但在合并眼部及全身异常的基础上，无虹膜可有3种类型，详细完整的全身检查有助于鉴别。

（1）仅有虹膜缺损，眼部其他及全身情况可，本病例属于此类型。

（2）伴有眼球震颤、角膜血管翳、青光眼，且视力减退，全身情况可。本病例患者并未出现角膜血管翳、青光眼，不属于此类型。

（3）WAGR综合征：除眼部无虹膜症状外，伴有肾母细胞瘤 - 无虹膜症 - 泌尿生殖系统功能异常 - 智力发育障碍。本病例中，患者身体、智力发育正常，牙列、脐、泌尿生殖系统及中枢神经系统未见异常，不属于此类型。

【治疗思路】

（1）先天性无虹膜可通过戴变色眼镜或护目镜缓解畏光症状。

人工虹膜植入手术作为一项新技术可用于治疗先天性无虹膜，但该技术目前尚未在临床广泛应用。

（2）对于有青光眼、白内障、角膜病变及全身疾病的患者，应仔细检查确诊，通过药物、手术等方式治疗相应疾病。

【康复思路】

（1）先天性无虹膜患者自幼就表现为视力低下、畏光等，这类疾病的康复需要早期全程参与。本病例患者为 20 岁青年女性，首次接受系统、完整的视觉康复，这也提示普及低视力和视觉康复诊疗意识的急迫性。

（2）低视力康复包括视功能康复、行走训练、生活技能、工作训练和心理训练等，利用科学的方法使患者快速掌握技能，能缩短患者自我摸索、熟练的过程。低视力康复训练的前提是患者有这样的需求，医师和康复训练师可以帮助患者挖掘更多需求，鼓励患者学习技能。在熟练应用技能后，很大一部分患者能借助助视器重新开始学习、工作，更好地融入社会。

（3）本病例的患者就诊主诉是畏光，畏光症状可通过戴变色眼镜或护目镜缓解，外出时配合帽子或遮阳伞可阻挡部分光线等。除了畏光，患者有独立生活的需求。因此针对患者的远用需求验配助视器，用 4× 望远镜看公交车，待需要精细视力时用 6× 望远镜。对于近用需求，日常配戴渐变镜，长时间阅读使用眼镜式助视器，还可控制照明，辅以生活技能康复。

（4）本病例患者并未出现明显情绪低落表现，量表评估未提示焦虑等，但在后续康复中仍应密切关注和监测。

📖 疾病介绍

先天性无虹膜由 Barrata 于 1819 年首先报道，其发病机制之一是 *PAX6* 基因突变导致神经外胚层和中胚叶发育异常。它是一种临床罕见的眼发育性疾病，以全眼或部分虹膜缺失为特征，并伴有其他眼部异常，包括上睑下垂、小角膜、眼球震颤、白内障、青光眼、黄斑和视神经发育不良等，群体发病率为 1/100 000 ～ 1/50 000。其遗传方式为常染色体显性遗传，常双眼发病，有 1/3 病例没有家族遗传史。

畏光是先天性无虹膜的常见症状，也是低视力康复的重点，也可通过变色眼镜或护目镜来缓解。先天性无虹膜目前尚无根治办法，人工虹膜植入作为一种新技术被证明是一种有效的治疗方式。本病患者常伴有视力低下，但低下程度相对稳定，部分儿童患者随着年龄增长视力可能有所提高。患者还常伴有对比敏感度视力下降，可通过控制周围环境的照明强度或提高环境的对比度来改善。此类患者视野损伤较少，若合并青光眼可能会出现视野损伤。对于有青光眼、白内障、角膜病变的患者，应同时通过药物、手术等方式治疗相应疾病。除了对症治疗外，通过遗传咨询、进行产前基因诊断也是重要的预防措施。此外，应定期进行视功能检查，用正确科学的方法矫正屈光不正，尽可能地改善视力。

参考文献

1. SONG S J, LIU Y Z, CONG R C, et al. Mutation analysis of PAX6 gene in a large Chinese family with aniridia. Chin Med J（Engl），2005，118（4）：302–306.

2. 李娟娟，马璇，孔蕾，等. 先天性无虹膜及相关眼部疾病的临床观察. 中国斜视与小儿眼科杂志，2010（4）：32–33.

3. GUPTA S K, DE BECKER I, TREMBLAY F, et al. Genotype/phenotype correlations in aniridia. Am J Ophthalmol，1998，126（2）：203–210.

4. LUO F, ZHOU L, MA X, et al. Mutation analysis of PAX6 in a Chinese family and a patient with a presumed sporadic case of congenital aniridia. Ophthalmic Res，2012，47（1）：27–31.

（林娜　田丽　整理）

病例 7
眼皮肤白化病致低视力康复

病历摘要

【基本信息】

患者，男性，6岁。

主诉：双眼视物模糊、畏光6年。

现病史：患者自出生后出现双眼视物模糊，伴畏光、眼球震颤，无视物变形。至低视力与视觉康复中心就诊，诊断为"双眼皮肤白化病（Ⅳ型）、双眼眼球震颤"，现要求康复治疗。

发病以来，患者神志清，精神可，生命体征平稳，二便正常。

既往史：否认高血压、糖尿病等病史；否认药物及食物过敏；否认既往手术史；足月顺产，喂养史无特殊。

家族史：父母非近亲结婚，无白化病家族史。

【体格检查】

身体、智力发育正常。患者全身皮肤白，无明显色素痣，无色素沉着斑块，头发白色略带浅黄色，眉毛及睫毛均呈白色。

【眼科检查】

检查项目		主要内容		
		OD（D）	OS（D）	OU（D）
未矫正视力	远距	3.9（0.08）	3.8（0.06）	4.0（0.1）
	近距	3.9（0.08）	3.8（0.06）	4.0（0.1）
		喜眯眼（室内照明），近距右眼贴近观察		
检影验光	远距	+2.00/−2.00×180＝4.0（0.1）	+2.00/−2.50×180＝4.0（0.1）	4.1（0.12）
	近视力	4.0（0.1）	4.0（0.1）	4.1（0.12）
眼压		11.8 mmHg	12.6 mmHg	
对比敏感度视力		1.12（提示轻度下降）	1.04（提示中度下降）	1.12（提示中度下降）
对比视野		未发现明显异常（患儿合作度较差，供参考）		
角膜映光法检查		近距、远距均正位		
眼球运动		双眼眼球震颤，呈水平性摆动，眼球运动未受限		
裂隙灯检查		双眼睑形态正常，启闭可，结膜清，角膜透明，前房深清，虹膜色素脱失，呈灰色；瞳孔圆，对光反射正常，晶状体透明		
眼底检查		双眼视盘界清色红，C/D 约 0.2，血管走行可，动静脉比约 2:3，眼底大面积色素缺失，透见脉络膜血管，黄斑中心凹反光未见，后极部视网膜平伏（图 7-1）		

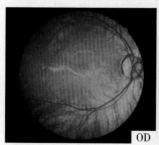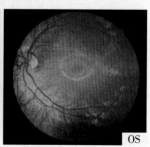

OD　　　　　OS

图 7-1　双眼眼底照相检查

【特殊检查】

1. 实验室检查

基因检测示患者 *TYR* 基因和 *P* 基因未见突变，在 *MATP* 基因检出突变 IVS5+3del4bp 和 D160H，这两个突变分别遗传自父亲和母亲。

2. 特殊检查

OCT：双眼中心凹正常形态消失（图 7-2）。

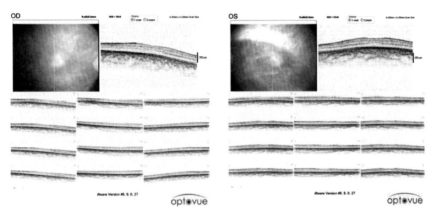

图 7-2　双眼 OCT（2019 年 8 月）

【诊断】

①二级低视力；②双眼皮肤白化病（Ⅳ型）；③双眼屈光不正；④双眼眼球震颤。

【治疗】

眼皮肤白化病目前尚无有效根治方法。

【第一阶段康复】

1. 康复需求和日常生活能力评估

与患儿及母亲交流，患儿目前上幼儿园大班，随班就读，可独立行走，与小朋友玩游戏无障碍。患儿目前看电视不清楚喜凑近，畏光眯眼，好动坐不住，无法持久看书，书写歪歪扭扭不整齐。患儿情绪良好，母亲广泛性焦虑障碍量表得分为 8 分（提示焦虑抑郁），进一步评估焦虑自评量表得分 56 分（提示轻度焦虑）。母亲表示孩子次年要上小学，担心孩子无法在普通小学就读，考虑是否要送往特殊教育学校学习。

2. 康复方案

（1）解释病情和康复计划

告知患儿母亲，患儿情绪良好，在检查过程中表现出色，配合良好，可以在助视器等辅助设备的帮助下完成在校阶段学习，建议优先考虑送往普通学校随班就读。低视力康复包括视觉性康复、非视觉性康复、康复训练和心理咨询等，是一个漫长的过程，需要患儿、家长、医师、老师等共同参与。孩子不同阶段的视觉需求不同，所使用的助视器种类也不同，因此需要定期随访。另外，患儿的原发疾病仍然需要定期随访和治疗。

（2）视觉康复

1）屈光矫正：虽双眼矫正视力提高不显著，但仍按 OD +2.00/–2.00 × 180 = 4.0（0.1）；OS +2.00/–2.50 × 180 = 4.0（0.1）配镜，告知平时日常生活配戴此远用眼镜，建议使用变色片，缓解畏光、眯眼。

2）远视力康复：患儿目前就读幼儿园大班，看电视、黑板的目标视力为 4.3（0.2）。

方案一：使用 2.8 × 双目望远镜（图 7–3），视力为 OD 4.3（0.20），OS 4.2（0.15），OU 4.3（0.20），无复视。

方案二：使用 2.1 × 双目望远镜（图 7–4），视力为 OD 4.2（0.15），OS 4.0（0.10），OU 4.2（0.15），无复视。

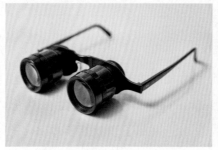

图 7-3　双目望远镜（2.8 ×）

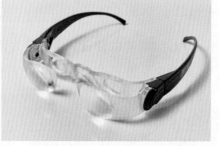

图 7-4　双目望远镜（2.1 ×）

考虑到方案一视力较好，更能满足患儿看电视、黑板的需求，患儿及家长选择方案一，对其进行望远镜使用训练。

3）近视力康复：幼儿园阶段书本字体较大，笔画较简单，患儿看书的目标视力为 4.6（0.4）。

方案一：眼镜式助视器近附加 +10.00 D（图 7-5），使用工作距离 10 cm，配合裂口阅读器。配镜处方：OD +12.00/−2.00 × 180 = 4.6（0.4）；OS +12.00/−2.50 × 180 = 4.6（0.4）；OU 4.6（0.4）。

方案二：4× 立式放大镜（图 7-6），近用视力 OD 4.5（0.3），OS 4.5（0.3），OU 4.5（0.3），配合裂口阅读器。

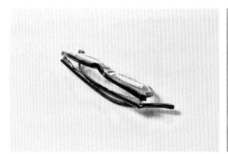

图 7-5　眼镜式助视器

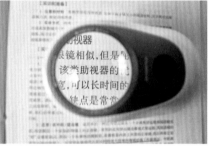

图 7-6　立式放大镜（4×）

方案三：选择大字体印刷的绘本、读本。

因方案一，患儿长时间阅读后存在视疲劳，最终选择方案二和方案三，同样对其进行助视器使用训练。

4）缓解畏光：使用变色片或加以使用护目镜，外出时配合帽子或遮阳伞可阻挡部分光线，室内控制照明，看书时降低照明，配合阅读架，缓解畏光的同时还能增加成像对比度，改善视觉功能。

5）康复训练：在康复护士和医师的帮助下，教会患者使用助视器，告知每一种助视器的优缺点和适用场合，并对每一种助视器的使用进行培训。在后续随访中，记录平时助视器使用时遇到的困难，及时反馈和解决。

6）心理康复：在评估和康复过程发现患儿情绪尚可，患儿母亲存在轻度焦虑可能，推荐至心理门诊接受心理康复，后续康复过程中严密观察患儿及母亲的心理状态变化。

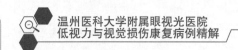
【随访】

（1）原发病每半年随访 1 次。

（2）经过半年的心理门诊后，患儿母亲情绪好转，心理门诊暂停。

（3）视觉康复门诊每 3 个月复查 1 次，患者可以熟练使用助视器后改为半年随访，患者情况稳定，助视器使用良好，密切关注疾病、视功能、屈光度和患儿及家属心理变化情况。

（4）3 年后随访：此时患者 9 岁，就读小学三年级，复诊过程中表示看黑板不清楚、看书不清楚，检查结果如下。

VAcc：OD 4.0（0.1），OS 4.0（0.1），OU 4.1（0.12）@ D 室内照明。

VAcc：OD 4.0（0.1），OS 4.0（0.1），OU 4.1（0.12）@ N 室内照明。

检影验光：OD –2.00/–2.00 × 180 = 4.0（0.1）；OS –2.00/–2.50 × 180 = 4.0（0.1）；OU 4.1（0.12）@D；OD 4.0（0.1），OS 4.0（0.1），OU 4.1（0.12）@N。

余检查情况同前（略）。

【第二阶段康复】

1. 患者需求评估

患儿目前上小学三年级，随班就读，能灵活熟练使用双目望远镜、立式放大镜和裂口阅读器等，但因高年级文字笔画较低年级复杂，仍存在看黑板和看书不清楚问题，畏光眯眼较前好转。

2. 视觉康复

（1）屈光矫正：随着年龄增长，患儿呈现近视状态，眼镜处方应及时调整，按 OD –2.00/–2.00 × 180 = 4.0（0.1）；OS –2.00/–2.50 × 180 = 4.0（0.1）配镜，告知平日仍需注意近视防控，多参加户外活动，减少近距离用眼。另外，建议使用变色片，缓解畏光、眯眼。

（2）远视力康复：患儿看黑板的目标视力从 4.3（0.2）提高到 4.7（0.5）。

方案一：6 × 单目手持式望远镜，优势眼（右眼）观察，视力为 4.7（0.5），外出或日常生活中需要看精细物体时使用。

方案二：远近两用电子助视器（图 7-7），看远自动调焦，可调整放大倍率和对比度，放大倍率为 8 倍时，双眼视力为 4.8（0.6），上课时使用。

鉴于远近两用电子助视器费用相对较高，患者存在支付困难，推荐患者成功申请防盲基金予以部分经济支持，患儿及家属选择方案一和方案二，在不同场景下使用。

（3）近视力康复：患儿看书的目标视力从 4.6（0.4）提高到 4.8（0.6）。

方案一：4.3 倍便携式电子助视器，使用白底黑字加粗模式较舒适，放大倍率为 6 倍时双眼视力为 4.8（0.6），放大倍率为 8 倍时双眼视力为 4.9（0.8）。

方案二：远近两用电子助视器，看近自动调焦，可调整放大倍率和对比度，放大倍率为 8 倍时，双眼视力为 4.9（0.8），结合阅读架，便于读书、写作业。

方案三：教会孩子使用电脑系统自带的“放大镜”软件、具有图像、人脸、语音识别等功能的手机应用程序，如百度小明和 ViaOptaDaily 等。

患儿及家属选择方案二和方案三。

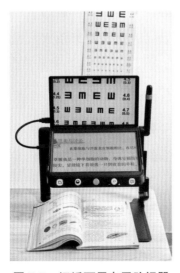

图 7-7　远近两用电子助视器

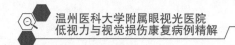 病例分析

【病例特点】

（1）男性患儿，双眼视物模糊、畏光 6 年。

（2）患者全身皮肤白，无明显色素痣，无色素沉着斑块，头发白色略带浅黄色，眉毛及睫毛均呈白色。

（3）专科检查：双眼矫正视力欠佳，眼球震颤；虹膜色素脱失，呈灰色，眼底大面积色素缺失，透见脉络膜血管，黄斑发育欠佳。

（4）基因检测示患者 *TYR* 基因和 *P* 基因未见突变，在 *MATP* 基因检出突变 IVS5+3del4bp 和 D160H，这两个突变分别遗传自父亲和母亲。

【诊断思路】

根据病史、全身及眼部表现和基因检测结果，易于诊断。不同类疾病之间的临床表型重叠，基因诊断可以增加诊断的准确性。

【治疗思路】

本病目前尚无有效的治疗方法，只能对症治疗，避免强烈的日光照射，减少强光下的户外活动，可通过变色片解决畏光眯眼的现象。本疾病具有遗传倾向，建议对家系成员进行全面的眼科检查进行排查，待患者生育时建议进行遗传咨询和产前诊断。

【康复思路】

（1）白化病是一种先天遗传性疾病，患者自幼就表现为视力低下、畏光等。这类疾病的康复需要早期全程参与，让患者从小就能融入正常生活。

（2）低视力患儿的教育问题是值得关注的，建议孩子们在普通学校随班就读学习"明文"而非盲文，虽然困难重重，但需要家长、医师、老师和学校共同参与和努力。

 笔记

（3）随着年龄增加，患儿视力需求也逐渐增大，助视器的类型也在变化，从光学助视器到电子助视器，放大倍率逐步增加。变色片、裂口阅读器、照明灯等非光学助视器也能起到重要的作用，不可忽视。本病例中第一阶段视力需求为 4.3（0.2）～ 4.6（0.4），光学助视器能满足其需求，且费用较低，患儿家长能接受。随着年龄增加，患儿视力需求也增大，视力需求为 4.7（0.5）～ 4.8（0.6），此时光学助视器虽能达到该需求，但因视野变小，患儿及家属选择了电子助视器。另外，低视力康复工作除了视功能外，更要重视患者甚至家属的心理康复。

📖 疾病介绍

白化病最早由 Garrod 提出，它是一种由黑色素合成相关基因突变所致的眼、皮肤、毛发黑色素缺乏的遗传病，不同人群中的患病率差异较大，为 1/20 000 ～ 1/200。根据色素缺乏受累的部位和有无异常分为 3 种类型：①眼白化病，仅有眼色素缺乏；②眼皮肤白化病（oculocutaneous albinism，OCA），眼、皮肤和毛发均色素缺乏，这一类为常染色体隐性遗传，临床上较常见；③白化病相关综合征，既有眼 - 皮肤白化病表现，又有其他系统症状。

白化病目前尚无根治办法，除了对症治疗外，主要以预防为主，通过遗传咨询、禁止近亲结婚和进行产前基因诊断是重要的预防措施。对于白化病患者，应避免强烈的日光照射，减少强光下的户外活动，降低发生日光性皮炎甚至皮肤癌的可能性。

畏光是白化病患者的常见症状，可通过变色眼镜或护目镜来缓解畏光症状。本病患者常伴有视力低下，但低下程度相对稳定，部分儿童患者随着年龄增长，视力可能有所提高。患者还常伴有对比敏感度视力下降，通过控制周围环境的照明强度或提高环境的对比度来改善。此类患者视野损伤较少。另一个需要注意的是白化病患

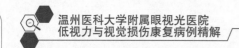
者的心理状态。白化病患者也会给家庭带来很大的负担和心理压力，对患儿以后学习、生活、工作的担心，对可能再次生育患儿的忧虑，都可能直接影响整个家庭的生活质量。所以，患者应尽可能提高心理素质。绝大多数白化病患者虽然外表特殊、视力低下，但智力正常，需要社会的理解与帮助，同时也应培养开朗乐观的性格。

参考文献

1. 中华医学会医学遗传学分会遗传病临床实践指南撰写组. 白化病的临床实践指南. 中华医学遗传学杂志，2020，37（3）：252–257.

（林娜　田丽　整理）

病例 8
年龄相关性黄斑变性致低视力

病历摘要

【基本信息】

患者，男性，75 岁。

主诉：左眼视物模糊 5 年余，右眼视物模糊 4 年余。

现病史：患者 5 年前无明显诱因突然出现左眼视物模糊，伴眼前黑影遮挡感，不随眼球运动而移动，4 年前无诱因右眼出现视物模糊，伴视物变形，经检查，诊断为"双眼年龄相关性黄斑变性"，后在我院治疗并定期复诊。

发病以来，患者神志清，精神可，生命体征平稳，二便正常。

既往史：否认高血压、糖尿病等病史；否认药物及食物过敏；否认近亲结婚史；1 年前行"双眼白内障超声乳化吸除并人工晶状体植入术"，半年前行"右眼 YAG 激光后囊膜切开术"。

【体格检查】

全身及一般状态未见明显异常。

【眼科检查】

检查项目		主要内容		
		OD（D）	OS（D）	OU（D）
未矫正视力	远距	4.0（0.1）	4.2（0.15）	
	近距	4.1（0.12）	4.2（0.15）	
主觉验光	远距	−0.50×180＝4.0（0.1）	−0.50/−0.50×180＝4.2（0.15）	4.2（0.15）
	近距	+2.50/−0.50×180	+2.00/−0.50×180	4.2（0.15）
眼压		11.5 mmHg	12.3 mmHg	
对比敏感度视力		0.48	0.4	
对比视野		OU Full；Amsler 方格：中央 10° 视野完整，但部分格子扭曲不清晰		
角膜映光法检查		远距、近距未见眼球运动		
遮盖试验		远距、近距均正位		
眼球运动		SAFE		
裂隙灯检查		双眼睑形态正常，启闭可，结膜无充血，角膜透明，前房深清，虹膜纹理清，瞳孔圆，对光反射正常，人工晶状体位正、透明，右眼后囊膜中央区缺如，左眼后囊未见明显混浊		
眼底检查		右眼视盘界清色红，C/D 约 0.4，血管走形可，动静脉比约 2：3，后极部视网膜平伏，后极部血管弓内可见数团黄白色渗出，黄斑区色素紊乱；左眼视盘界清色红，C/D 约 0.4，血管走形可，动静脉比约 2：3，黄斑区出血、色素紊乱，中央反光无，后极部网膜平伏（图 8-1）		

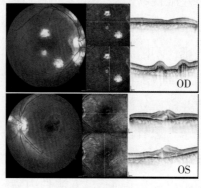

图 8-1 眼底照相检查和黄斑区 OCT

【特殊检查】

荧光造影（图 8-2）。

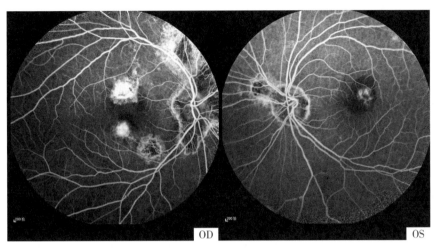

图 8-2　荧光造影（2020 年 4 月 15 日）

【诊断】

①二级低视力；②双眼渗出型年龄相关性黄斑变性（age related macular degeneration，AMD）；③双眼人工晶状体眼；④右眼后囊膜切开术后。

【治疗】

（1）抗新生血管：患者双眼黄斑区均有脉络膜新生血管（choroidal neovascularization，CNV），可先采用抗 VEGF 药物玻璃体腔注射治疗，由于 CNV 位于黄斑区，避免激光光凝治疗。

（2）促进出血吸收：患者左眼 CNV 已经出血，给予止血、化瘀药物促进出血吸收。

（3）其他：可采用光动力疗法和经瞳孔温热疗法补充治疗。

（4）防护：可给予玉米黄素、叶黄素等保护残余视网膜功能。出门注意紫外线防护。

（5）按时复查，不适随诊。

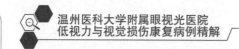

【康复】

1. 康复需求及日常生活行为能力评估

患者为 75 岁退休男性，通过沟通和了解，得知患者多年来多方求医却不知道低视力康复门诊的存在，也不知道什么是"低视力康复"。患者自述因为视力下降，生活上行动力明显减缓，在辨认近处物体和字体时非常困难，字体扭曲，严重影响阅读，早已暂停看书看报。就餐时也存在困难，只能看清眼前的食物。

2. 康复方案

（1）解释病情和康复计划

与患者反复沟通目前的视觉功能状态和治疗方式，虽然存在视功能的严重损害，但可以通过不同种类的辅助工具帮助视觉功能。这些辅助工具种类非常多，有辅助看近处的，也有辅助看远处的，有光学类、电子类，可以根据患者的视力状态和要求，选择合适的工具。

（2）视觉功能康复

1）远视力康复：较好眼（左眼）使用 3× 单目望远镜，视力为 4.6（0.4），患者自觉望远镜外观无法接受，且太重，解释必要性后患者决定尝试使用。

2）近视力康复：使用 4.3 寸便携式电子助视器，白底黑字加粗模式较舒适，放大倍率为 3 倍时，双眼视力为 4.6（0.4），放大倍率为 5 倍时，双眼视力为 4.8（0.6）；试用 +10.0 D（按明视距离 40 cm 计算，4 倍放大率）眼镜式助视器时视力可达 4.6（0.4），阅读距离约 10 cm。便携式电子助视器阅读距离适中，倍率可调，但因亮度问题不能用来看手机，费用上也较高；高度眼镜式助视器可以解放双手，和普通眼镜最为接近，但工作距离较短，长期使用容易疲劳和颈椎痛。所以推荐高度数眼镜和便携式电子助视器联合使用，患者两者均能接受，但因价格问题，暂时选择高度眼镜来辅助阅读。

3）功能性视力训练：患者长期感觉视物变形，特别是左眼眼前有黑影遮挡感，和患者沟通视物变形的原因和偏心注视使用办法，患者理解，但在戴高度眼镜式助视器时，自觉通过歪头使用偏心注视的方法来"看"的效果和正前方看的效果相似，遂暂时放弃偏心注视，仍采用中心注视的方式阅读和书写。在此基础上培训患者在使用助视器辅助下快速阅读，包含注视、平滑追踪、跟踪等能力。

4）其他放大软件的使用：推荐其使用 BE MY EYES 等软件，同时调整手机和电脑字体至最大，需要时可寻求志愿者的帮助。

5）心理康复：在评估和康复过程中，发现患者情绪有些低落，但勇于表达感受和尝试新技术，愿意接受挑战，心理评估未发现明显情绪障碍和心理问题，后续康复过程中严密观察患者的心理状态变化。

【随访】

（1）告知患者疾病特点及预后，建议定期复查，对眼部 AMD 疾病仍然定期随访，坚持治疗，注意防护。

（2）1 个月后随访，根据康复效果更新康复计划。

病例分析

【病例特点】

（1）老年男性，双眼视力下降数年，双眼视力水平相当。

（2）否认全身病史。

（3）专科检查：双眼眼底可见大量黄白色渗出，视盘颜色苍白，黄斑区可见色素紊乱。

（4）特殊检查：OCT 检查提示双眼黄斑区神经上皮层下不规则中高反射团块影，荧光造影可见黄斑区 CNV。

（5）视功能损伤：中心视力下降且变形，对生活的影响主要表现在看近困难。

【诊断思路】

根据病史、眼底表现及特殊检查，诊断明确，无须鉴别诊断。

【康复思路】

（1）渗出型 AMD 的治疗方式主要是抑制 CNV，抑制出血及促进渗出吸收，保护残余视网膜功能。

（2）从防护角度出发，应详细向患者解释病情的发生发展及危险因素，告诫患者注意光线防护，可服用玉米黄素、叶黄素等维生素 A 族抵抗氧化损伤。

（3）视觉康复角度，应在治疗原发病的同时，通过不同的康复手段最大限度地放大残余视觉功能，降低因为视觉功能严重损害对独立生活带来的影响，并关注患者心理状态，如有必要，及时干预。

📖 疾病介绍

AMD 常常双眼先后发病，多发于 50 岁以上中老年人，视力进行性损害，是发达国家老年人致盲的最主要病因，随着我国人口老龄化，AMD 患者也逐渐增多。AMD 的病因目前尚不完全清楚，可能与遗传因素、环境影响、视网膜慢性光损伤、营养失调、代谢障碍等有关。AMD 主要累及视网膜色素上皮层（retinal pigment epithelium，RPE）、感光细胞层和脉络膜组织，以 RPE 和 Bruch 膜之间出现玻璃膜疣为特征性表现，并因此导致 Bruch 膜通透能力下降，RPE 层细胞和感光细胞出现代谢障碍，从而出现不同程度的变性、增生和萎缩，逐渐发展成为萎缩型 AMD；脉络膜毛细血管通过 Bruch 膜的裂隙进入 RPE 层或者神经上皮层下形成 CNV，形成渗出型 AMD，出现渗漏和出血，继而结缔组织增生，形成瘢痕，破坏正常组织，根据 CNV 的类型和位置，渗出型 AMD 分为典型 CNV 的 AMD、隐匿型 CNV 的 AMD 及混合型 CNV 的 AMD。对于 AMD 的治疗，主要从防护着手，抵抗氧化损伤，而一旦病变出现，治疗效果难以确保，常常产生不可逆的视觉损害。对于出现 CNN 的渗出型黄斑变性，主要从抑制新生血管着手。传统的治疗新生血管的方式是通过激光光凝封闭新生血管，随着研究的深入，发现多种与新生血管形成相关的物质，其中最主要的就是 VEGF。由于 AMD 的 CNN 常常出现在黄斑区，激光光凝常产生不可逆的功能损害，所以抗 VEGF 药物近年来已经成为首选治疗方式。因为黄斑变性会导致不可逆的视觉损害，则可以通过视觉康复来帮助患者改善生活质量。

AMD 是一种常见且严重的致盲性眼病，在低视力门诊非常常见，熟悉 AMD 的发病机理和治疗原则，了解疾病治疗新进展，有助于医师和患者的良好沟通，有助于患者对视觉康复的理解，提高接受度。此类患者往往是老年患者，视力逐渐下降，干扰到日常生活，需要及时做好疾病治疗方式的沟通，并根据患者的需求有针对性地开展视觉康复和功能培训。对于单纯 AMD，视力往往轻度下降，对生活影响较小，随着疾病进展，则对生活和工作的影响逐渐加重，看近能力如阅读功能、看远能力如辨认行人和路标，都会受到干扰，对于合并视物变形的患者，阅读能力受到的影响更重，可以考虑在视力放大的基础上合并旁中心注视功能训练。在决定是否采用旁中心注视功能之前，建议采用微视野计来评估旁中心凹的分辨率，选择最佳位置进行视觉训练。

参考文献

1. 周翔天，胡建民，廖洪斐，等. 低视力学. 第 3 版. 北京：人民卫生出版社，2017.

2. 葛坚，王宁利，黎晓新，等. 眼科学. 第 3 版. 北京：人民卫生出版社，2015.

3. SPAIDE R F, JAFFE G J, SARRAF D, et al. Consensus nomenclature for reporting neovascular age-related macular degeneration data. Ophthalmology, 2020, 127（5）：616-636.

（李小曼　田丽　整理）

病例 9
糖尿病性视网膜病变致
低视力康复

病历摘要

【基本信息】

患者，女性，65岁。

主诉：因双眼视物不清导致阅读障碍10余年。

现病史：患者10余年前突发双眼视物模糊，伴随眼前黑影或者飞絮飘动感和黑幕遮挡感，后检查发现"双眼糖尿病性视网膜病变"。5年前行"双眼全视网膜激光光凝术"。10天前自觉再次右眼前黑影遮挡，伴随视力下降，检查发现右眼视网膜出血，造影检查发现再次出现新生血管，给予补充激光光凝术，并活血化瘀药物口服，现患者自觉视物不清晰较前加重，故前来康复中心寻求帮助。

发病以来，神志清，精神可，生命体征平稳，二便正常。

既往史：患者患 2 型糖尿病 20 余年，目前通过胰岛素注射控制血糖，血糖情况尚平稳，否认药物过敏史及其他全身手术病史。

【体格检查】

患者全身状态良好，血压 135/80 mmHg，随机血糖 8.5 mmol/L（2020 年 3 月 8 日）。

【眼科检查】

检查项目		主要内容		
		OD（D）	OS（D）	OU（D）
原远用处方	远距	−1.50 = 4.0（0.1）	−3.00 = 3.7（0.05）	
	近距	−1.50 = 4.0（0.1）	−3.00 = 3.7（0.05）	
主觉验光	远距	−2.00/−1.50 × 170 = 4.2（0.15）	−2.50/−0.50 × 180 = 4.0（0.1）	4.2（0.15）
	近距	−1.50 × 170 = 4.2（0.15）	−0.50/0.50 × 180 = 4.0（0.1）	4.2（0.15）
眼压		15.6 mmHg	14.9 mmHg	
对比敏感度视力		0.50	0.24	
对比视野		明显缩窄	明显缩窄	
		Amsler 方格：左眼中央区格子扭曲不清晰		
角膜映光法检查		远距、近距均正位		
遮盖试验		远距、近距均未见眼球运动		
眼球运动		SAFE		
裂隙灯检查		双眼睑形态正常，启闭可，结膜无充血，角膜透明，前房深清，虹膜纹理清，瞳孔圆，对光反射正常，晶状体皮质混浊		
眼底检查		右眼视盘界清色红，C/D 约 0.3，血管走形可，A/V 比约 2∶3，后极部视网膜可见黄褐色色素沉积，周边视网膜可见大片陈旧性激光光凝斑块及部分新鲜光凝斑；左眼视盘界清色略苍白，C/D 约 0.3，血管走形可，后极部视网膜色泽污秽，可见弥漫纤维增殖和黄白色渗出，黄斑中心凹反光未见，周边视网膜可见大量陈旧性激光光凝斑（图 9-1）		

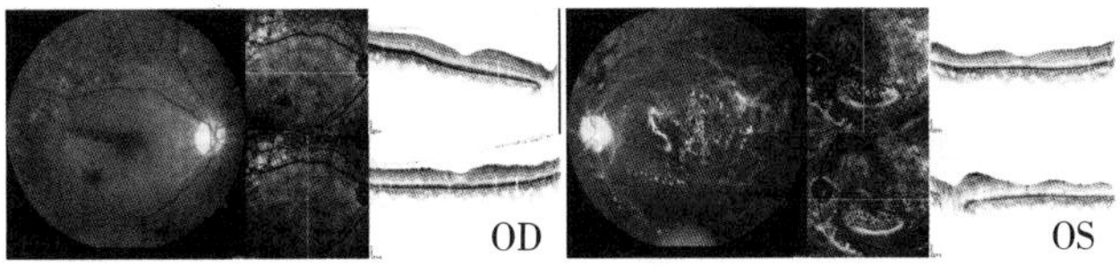

图 9-1　眼底照相检查及黄斑区 OCT

【特殊检查】

造影检查（FFA，图 9-2）。

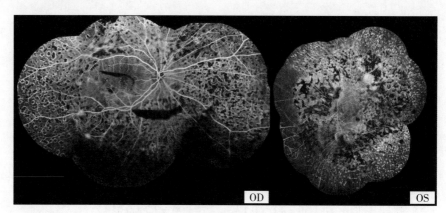

图 9-2　FFA（2020 年 3 月 20 日）

【诊断】

①二级低视力；②双眼增殖期糖尿病性视网膜病变；③双眼糖尿病性白内障；④双眼全视网膜激光光凝术后；⑤2 型糖尿病。

【治疗】

患者目前刚完成激光光凝术，正在口服活血化瘀药物，告知严格控制血糖和全身疾病，定期复诊。

【康复】

1. 康复需求及日常生活行为能力评估

患者为 65 岁退休女教师，通过沟通和了解，得知患者有阅读习惯、喜欢上网浏览新闻、手机使用频繁，但是深受糖尿病性视网膜病变困扰，严重影响阅读能力；因为看不清晰，在小区行走时也无法及时认出自己的邻居和朋友，自己觉得非常不礼貌；逛超市购物时看价格标签要靠得非常近才能看清楚；做家务倒是已经习惯了，只是会比以前慢一点。患者希望能够借助康复手段容易地阅读和行走。

2. 康复计划

（1）解释病情和康复计划

告知患者，目前因为糖尿病性视网膜病变，导致视网膜功能严重受损，已经损害的功能无法通过治疗手段来恢复，但是残余的视觉功能确实可以通过康复手段来改善。视觉康复是一个漫长而复杂的过程，可以根据自己的要求来选择康复方式，可能需要不同的手段相结合来处理，也需要一定时间的康复训练来学会如何更好地使用助视器和残余视觉功能。另外，患者的原发疾病仍然需要定期随访和治疗，务必控制好血糖、血压，否则病情容易进展。

（2）视觉功能康复

1）屈光矫正：按 OD −2.00/−1.50 × 170 = 4.2（0.15）；OS −2.50/−0.50 × 180 = 4.0（0.1）验配远用眼镜，告知平时日常生活配戴此远用眼镜。

2）近视力康复：患者双眼中好眼最佳矫正近视力为 4.2（0.15），考虑患者有经常阅读习惯和逛街需求，近看时给予 OD +4.25 D，OS +4.25 D 近用眼镜助视器（患者舒适阅读的视力需求为 4.5 ～ 4.6，按小数记录法为 0.3 ～ 0.4，明视阅读距离以 40 cm，则放大倍率 3×，工作距离约为 13 cm，即约需 7.5 D 正镜附加来满足需求。7.50 D 的正镜附加扣除等效球镜、1/2 调节后得到配镜处方），视力可达 4.5（0.3）；采用近用电子助视器辅助下（5×）视力可达 4.6（0.4）；采用 5× 手持放大镜辅助下视力可达 4.6（0.4）；采用 4× 镇纸放大镜辅助下视力可达 4.6（0.4）（图 9-3）。建议患者配合使用近用眼镜式助视器、7 寸近用电子助视器、镇纸放大镜辅助阅读。对于电子产品的阅读（如使用智能手机、电脑），告知患者可以采用手机本身的放大软件、放大 APP 来改善识别能力；对于电脑（如 windows 系统），也有放大软件，可以打开文本和语音转换功能。另外，在逛街、购物时，也可以使用智能手机拍照，然后放大进行识别价格标牌等。

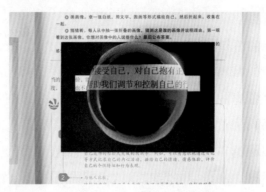

图 9-3　4× 镇纸放大镜

3）远视力康复：患者最佳远视力 4.2（0.15），自觉独立行走没有困难，但是常常无法及时认出迎面走来的友人，或者逛街时候无法及时识别店名，因此建议患者验配 4× 单筒望远镜，视力可达4.7（0.5），在看远处细节时候使用。患者自觉望远镜不方便，外观无法接受，担心外界评判眼光拒绝使用。告知患者除外望远镜，也可以使用智能手机来辅助（如拍照后放大后识别）。

4）视野康复：5 年前经过全视网膜激光光凝治疗后患者周边视网膜功能几乎丧失，周边视野明显缩窄，考虑给予患者扩大视野康复。和患者反复沟通扩大视野的措施、最大的功能和视力下降的可能。试用负镜片（–5.0 D，–8.0 D），患者自觉视力下降太明显，已经看不清眼前的场景；试用 peili 棱镜，贴于镜片颞侧，由于患者视野缩窄严重，反复培训，仍感觉混淆视严重，效果欠佳。最后建议患者暂时不采用扩视野装置，告知患者独立出行时务必小心周边，可以通过频繁的头位转动，来留意周边是否存在障碍物，避免碰撞，如有必要，可使用提醒盲杖辅助行走。

5）康复训练：在康复护士和医师的帮助下，教会患者使用助视器，告知每种助视器优缺点和适用场合，并分别对每种助视器的使用进行培训。

6）心理康复：在评估和康复过程中发现患者明显情绪低落，对低视力状态接受度比较低。倾听患者的感受后发现，患者自觉还很年轻，视力下降后日常生活出现太多不方便，心态上无法接受，助视器使用诸多不便，影响自我形象，而且担心别人知道她属于"视觉残疾"的情况。先初步和患者进行沟通，鼓励患者抒发内心情绪，然后详细解释病情和视觉康复的有效性，并给患者预约了心理咨询，鉴于患者无明显心理抑郁、躁狂等严重问题，建议以心理疏导为主，患者在进行了 2 次心理咨询后心态明显好转，可以接受现实并按期随访，进行视觉康复。

【随访】

（1）预约心理咨询 3 次，患者接受 2 次后停止。

（2）前半年每 3 个月复查 1 次，待患者可以灵活使用助视器之后改为半年随访。

（3）原发病每半年随访 1 次。

病例分析

【病例特点】

（1）患者双眼糖尿病性视网膜病变导致视觉功能障碍，经过激光光凝数年后再次出现眼底出血，视觉功能发生不可逆损害，且存在恶化可能。

（2）患者为中老年女性，已退休，有明显看近视觉功能康复需求，对低视力及视觉康复的认识存在偏差。

【诊断思路】

患者病史、诊疗病史、专科检查和辅助检查资料均明确，无须鉴别。

【治疗思路】

糖尿病性视网膜病变的治疗，首先应严格控制血糖、血脂、血压，治疗全身病；定期随访和检查，并根据患者的病情酌情给予治疗。对于本例患者，前期已接受过全视网膜光凝，仍然出现眼底出血，可以考虑给予抗 VEGF 治疗或者激光光凝，考虑抗 VEGF 治疗

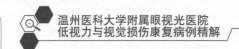

疗程长、更贵、需要患者密切配合，可能存在反复，患者视觉功能已经严重损害，且曾经激光治疗过，遂给予再次激光光凝治疗。

【康复思路】

（1）根据患者目前的状态和康复需求，需要给予患者看远、看近视觉功能康复，来满足患者出行时辨认细节的需求及满足患者读书、看报、使用手机的需求。

（2）患者已经进行全视网膜光凝，周边视野损害，仅存在中心视力，如有必要，需要安排视野康复和行走技能康复。

（3）患者心理上对低视力状态和视觉康复难以接受，认知度存在偏差；耐心细致介绍疾病进展，以及康复措施的原理和必要性，并安排心理咨询，疏导患者心理和情绪。

（4）患者经常使用手机、电脑等电子产品，可以充分利用智能手机和电脑上的电子放大软件来辅助阅读和识别。

📖 疾病介绍

糖尿病性视网膜病变（diabetic retinopathy，DR）是持续性高血糖导致视网膜微血管疾病，糖尿病病程 10～14 年者 26% 会发生DR，病程 15 年及以上者为 63%，在我国糖尿病患者中发生 DR 的比例高达 44%～51.3%。DR 的病理改变主要是视网膜毛细血管内皮损害，从而导致血内皮屏障破坏发生血浆渗漏，晚期发生新生血管和增殖。DR 按照病变严重程度可以分为非增殖型糖尿病视网膜病变（nonProliferative diabetic retinopathy，NPDR）和增殖型糖尿病视网膜病变（proliferative diabetic retinopathy，PDR），NPDR 以视网膜出现微血管瘤、小出血点、渗出、水肿、微血管异常为主要表现，如出现黄斑囊样水肿，视力可明显下降；PDR 出现新生血管为特征性表现，后期可出现视网膜前出血及玻璃体出血、纤维增殖表现，严重影响视力。DR 的治疗，首先应严格控制血糖、血脂、血压，治疗全身病，

笔记

并根据患者的病情酌情给予治疗。糖尿病性视网膜病变的治疗非常复杂，需要结合患者眼底病变所处的时期、血糖控制情况、患者的配合程度甚至是经济条件综合考虑，长期治疗。随着眼底疾病治疗方式的发展，目前除了视网膜激光光凝、玻璃体切除解除玻璃体或视网膜前出血及玻璃体视网膜牵拉外，抗新生血管的治疗也逐渐流行，为挽救残余视网膜功能争取了更多时间，有利于视觉康复的开展。对于经济条件允许、患者配合程度高，病情尚可的 PDR 患者，可以考虑按疗程给予抗 VEGF 治疗，并密切观察病情变化，抗 VEGF 治疗也为激光光凝治疗提供更多可操作时机；若病情无法控制、反复、恶化，可及时给予激光光凝治疗。

对于严重 PDR 患者，应在治疗原发病的同时，通过不同的康复手段最大限度地放大残余视觉功能，包括视力放大、视野康复，降低因为视觉功能严重损害对独立生活带来的影响，并注意关注患者心理状态，如有必要，及时干预。视觉康复无法一蹴而就，每种助视器的功能和优缺点各不相同，也常常需要不同的助视器配合使用。在选择助视器时，需要考虑到患者视觉功能、康复需求、使用条件、职业、经济条件、配合程度、学习能力等诸多原因，可以在患者充分理解并允许的条件下最优组合，最大限度改善残余视觉功能。另外，PDR 患者如没有经过激光光凝、无明显视网膜纤维增殖、出血遮挡等问题，且患者的周边视野没有显著损害的条件下，视觉康复以提高中心视力为主，如患者的视野也存在严重损害，则在放大原有残余视力的条件下需要考虑到视野的扩大，放大视力时也需要考虑尽可能选择放大倍率小的助视器，避免视野显著缩小带来的使用困难。

参考文献

1. 周翔天，胡建民，廖洪斐，等. 低视力学. 3 版. 北京：人民卫生出版社，2017.
2. 葛坚，王宁利，黎晓新，等. 眼科学. 3 版. 北京：人民卫生出版社，2015.

（李小曼　田丽　整理）

病例 10
伴听力和语言障碍的低视力康复

病历摘要

【基本信息】

患儿，女性，11 岁。

主诉：双眼看不清晰 10 年。

现病史：患儿 3 月龄时发烧后出现双眼视力欠佳、听力障碍，10 年前（1 岁）眼科检查发现"右眼先天性白内障、左眼角膜白斑"，并行"右眼白内障超声乳化吸除并人工晶状体植入术"，后并发青光眼。9 年前行"右眼抗青光眼手术"，术后患儿视力无好转。多年来曾反复就医，给予验光配镜、降眼压滴眼液治疗，视力无好转，眼压控制不佳。2 周前因眼部不适于青光眼科就诊，并再次行抗青光眼手术治疗。现家属希望患儿能够像普通孩子一样读书学习，前来我科就诊。

发病以来，神志清，精神可，生命体征平稳，二便正常。

既往史：患儿听力障碍、语言障碍，否认其他全身疾病，否认药物及食物过敏病史。

【体格检查】

患儿全身状态良好，失语、失聪，听力障碍等级无检查资料参考。

【眼科检查】

检查项目	主要内容	
	OD（D）	OS（D）
光感	有光感（发现患儿目光和头位跟随）	无光感（患儿无反应）
光定位	无法合作	
Lea puzzle	颜色和形状均正确匹配	
未矫正视力 远距	3.9（0.08），2 m 处为 4.1（0.12）	
近距	3.7（0.05）	
原远用处方	+5.00 D（不愿配合检查视力）	+5.00D
电脑验光	−5.00/−0.50×180	测不出
检影验光	−5.00 D	影动不清
主觉验光	−5.00 D = 3.9（0.08）	测不出
眼压	31.6 mmHg	19.5 mmHg
角膜映光法检查	正位	
遮盖试验	无法配合	
眼球运动	无法配合	
对比敏感度	无法配合	
对比视野	无法配合	
裂隙灯检查	双眼眼睑形态如常，水平眼球震颤。右眼结膜无充血，巩膜鼻上方局限性膨出，高度隆起，角膜偏小，透明，中央前房深，虹膜下方纹理清晰，颞上方虹膜根部缺损，鼻上方虹膜前粘，瞳孔欠圆，向上方移位，对光反射存在，人工晶体位正、透明，玻璃体絮状混浊。左眼结膜无充血，全角膜斑翳，隐见前房深，余窥视不清	
眼底检查	右眼小瞳下隐约见眼底视盘界清，色红，C/D = 0.8，后极部视网膜平伏，黄斑中心凹反光未见。左眼眼底窥视不清	

注：主觉验光采用的是最小可察觉差异法；Lea puzzle 检查（图 10-1），首先分别拿着患儿的手触摸 Lea puzzle 棋盘和形状，然后拿着患儿的手将相应的形状放在棋盘上，反复演示后患儿理解；远距和近距未矫正视力的检查采用的是 Lea symbol 匹配视力表，检查方式与 Lea puzzle 检查方式相同，首先教会患儿匹配，然后开始检查，其中近距 < 10 cm。

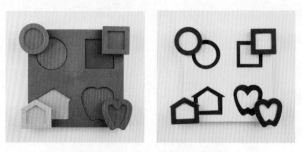

图 10-1　Lea Puzzle 检查

【特殊检查】

（1）眼前节照片（图 10–2）。

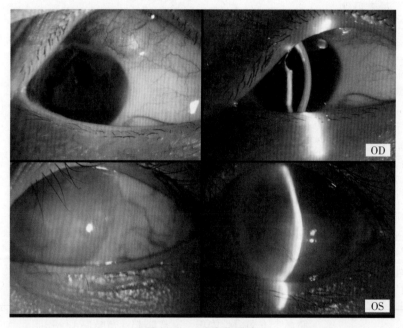

图 10-2　眼前节照片

（2）IOL–Master（2020 年 5 月 6 日）：OD 23.42 mm，OS 测不出。

【诊断】

①一级低视力；②右眼继发性青光眼；③右眼先天性白内障术后；④右眼人工晶状体眼；⑤左眼角膜白斑。

【治疗】

注重原发疾病治疗。患者 2 周前行"右眼小梁切除术伴丝裂霉素

注入 + 右眼前房成形术"，术后眼压 OD 18.8 mmHg，OS 27.3 mmHg。继续予抗生素预防感染，告知 1 个月后拆线并定期青光眼专科复查，监控眼压。

【康复】

1. 康复需求及日常生活行为能力评估

外祖母告知患儿平时在家里可以自如行走，看电视时候也会"笑得很开心"，但并不清楚患儿是否看得清晰，前期检查时医师告知家属"看不见，视力特别差"。患儿日常生活由外祖母和母亲照顾，从未上学读书，曾尝试去特殊教育学校就读 3 次。家长希望能够通过任何方式让孩子看得到，能够读书学习，将来可以独立生存。

2. 康复方案

（1）解释病情和康复计划：告知患儿家长，患儿在检查过程中表现非常出色，可以在助视器的辅助下看到外面的世界，也可以在低视力班级进行学习。但是患儿不仅存在视力损伤、视野损伤可能，还存在听力和语言障碍，其康复过程将非常漫长，希望家长要有信心和耐心，需要家长和医师共同努力。目前的首要任务是教会患儿学会看，多给予患儿不同的视觉刺激，帮助她更好的感知外界环境、学会学习。对于青光眼问题，仍然需要定期复查，控制眼压。听力障碍也要重视，建议前往耳鼻喉科就诊，争取听力得到部分康复。

（2）屈光矫正：按 OD −5.00 D = 3.9（0.08），OS −5.00 D PD = 58.5 验配远用眼镜，告知平时日常生活配戴此远用眼镜。

（3）近视力康复：患儿裸眼近视力 3.9（0.08），考虑患儿本身近视 −5.00 D 及读书学习方便，看近时给予 +5.00 D 近用眼镜助视器（明视阅读距离 40 cm，放大倍率 4×），视力可达 4.5（0.3）；采用近用电子助视器辅助下（5×）视力可达 4.6（0.4）；建议验配 OU +5.00 D 近用眼镜式助视器及 4.3 寸近用电子助视器配合使用。

（4）远视力康复和视野康复：患儿有长期青光眼病史，视野可能严重缺损，因沟通困难，短期内教会患儿使用望远镜及检查视野存在困难，暂不予望远镜验配和视野康复，下次复查时根据患儿视觉表现跟进。

（5）听力和语言康复：告知家长带患儿至耳鼻喉科就诊，评估是否可行耳蜗植入手术恢复部分听力，并进行相应听力和语言训练。沟通中家长告知我们，他们曾反复就诊，此前条件不允许，目前已预约了耳蜗植入术及为期半年的听力康复训练。

（6）康复训练：在康复护士和医师的帮助下，教会患儿使用助视器；告知多尝试阅读绘本、彩色积木等益智游戏，如果条件允许，可至专业康复机构进行认知康复训练。

（7）心理康复：在评估和康复过程中，发现患儿非常乐观，没有明显的低落情绪表现，也乐于表达感受（在近用电子助视器辅助下可以清晰地辨认视标时，患儿兴高采烈地展示她的"新技能"），不畏惧陌生环境，没有发现患儿明显的不安全感（整个康复过程，医师和护士均通过手的触碰来沟通，刚开始是医师握着患儿的手，后期患儿主动拉着医师的手），故暂时未安排心理咨询内容，后续康复过程中严密观察患儿和家长心理状态变化。

【随访】

（1）每3个月复查，待确保患儿可以自如使用助视器、视觉功能相对稳定后改为每6个月复查。

（2）后期根据患儿的听力、语言、视力的康复情况，逐步开展远视力康复、功能性视力训练、生活技能康复训练。

病例分析

【病例特点】

（1）儿童，自幼发烧后出现多重感觉功能障碍，未曾入学读书，不会看书写字，仅能通过手的触碰沟通。

（2）先天性白内障术后继发青光眼，术后视力无明显改善，眼压控制不良。

（3）专科检查：右眼青光眼术后表现，左眼角膜白斑，双眼最佳矫正视力 3.9（0.08），视野损伤可能，属于低视力范畴。

【诊断思路】

继发性青光眼鉴别诊断：本例患儿自幼发烧病史，1 岁时行"先天性白内障手术"并植入人工晶状体，抗青光眼手术病史 2 次，病史明确。

【康复思路】

（1）本例患儿存在听力障碍、语言障碍、视力障碍，在行低视力评估时需要尤为细致和精确，可以通过多种方式反复确认视力水平。本例患儿检查时首先采用笔灯判断患儿存在光感，后续逐步采用从粗略到精细的视力检查方式明确了患儿的视力水平为 3.9（0.08）。

（2）对于多重感觉功能障碍的视觉康复，需要全身性和系统性的康复计划，最大限度地改善患者因多重功能障碍对生活带来的影响。对于本例患儿，视力障碍伴随听力障碍、语言障碍，需要尽早进行耳蜗植入术恢复听力，联合视力康复，尽可能恢复感觉功能。对于本例患儿可充分调动触觉功能甚至味觉，采取组合训练模式联合残余视觉功能训练帮助患者独立生活。

（3）伴随多重功能障碍的视觉功能康复往往需要漫长的康复时间，需要给予患者及家属信心，坚定康复训练信念，动员患者本人、家属、老师等周围密切接触的人共同参与，并根据患者的康复效果及时调整康复计划。

📖 疾病介绍

听力障碍是指听觉系统中的传音、感音及对声音综合分析的各级神经中枢发生器质性或功能性异常，而导致听力出现不同程度的

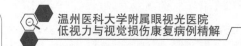

减退。听力的轻度减退称为重听，严重减退称为聋，在临床工作中通常将两者混同，皆称为聋。

伴随听力障碍的眼科疾病已达几十种，主要有伴随眼科疾病的耳聋综合征、感染因素导致的眼部和耳部疾病、年龄因素及全身内科疾病导致的视觉和听觉功能障碍。结合本病例，推测患儿因感染因素导致的视觉、听觉功能障碍概率更大，因病史久远，无确切病史资料考证，不能证实患儿感觉障碍的真正原因。

（1）伴随眼科疾病的耳聋综合征：如白额发综合征（Waardenburg 综合征、听力 – 色素综合征）、耳聋视网膜色素变性综合征（Usher 综合征）、眼耳肾综合征（Alport 综合征、奥尔波特综合征）、马方综合征（Marfan syndrome）、福格特 – 小柳 – 原田综合征（Vogt-koyanagi–Harada syndrome）、雷夫叙姆病等。伴随眼科疾病的耳聋综合征往往有典型的眼科或全身表现，部分有明确的基因学表现，容易鉴别和诊断，如 Usher 综合征患者感音神经性聋伴随视网膜色素变性，有典型的进展性夜盲症伴随听力障碍。

（2）感染性因素导致的伴随听力障碍的眼科疾病：如结核病、风疹、流行性腮腺炎、梅毒螺旋体感染、莱姆病及艾滋病等。感染性疾病导致的眼部和耳部疾病，也常有相应病史和感染表现，疾病表现和感染时期有一定关系，如在母孕期感染，疾病常较严重。结核病常起病隐匿，早期表现为突发性流脓，同时伴有耳鸣和听力障碍，耳部常因内耳受累或面神经管受累而发生感音神经性聋或周围性面瘫。眼部表现为不同部位的炎症，如眼睑炎、泪腺炎、结膜炎、角膜炎、葡萄膜炎、视网膜静脉周围炎、视神经炎、结合性眶骨膜炎等。风疹病毒感染常导致急性感染，若在生后感染，症状常较轻；若母孕期感染常导致"先天性风疹综合征"，表现为内耳、眼、心脏等多器官畸形，眼部常表现为先天性白内障、风疹性视网膜病变、视神经萎缩、青光眼等。流行性腮腺炎病毒感染者可发生感音神经性聋和眼部明显炎症，如母孕期患流行性腮腺炎，婴儿可发生先天性白内障、眼球震颤、视神经萎缩和视网膜病变。

研究表明，单纯视觉功能损伤患者，通常触觉或听觉功能会更加敏感，这是大脑通过补偿机制达到的，但当患者存在多重感觉功能损伤时，该补偿机制无法达成，更加影响了患儿对外沟通和交流能力。另外，听力障碍和视觉功能障碍对患者的影响，并非简单相加，而是倍增效果。最后，先天性多重感觉障碍对患儿人生影响更为重大，应尽早地开展系统性视觉康复。

视觉功能障碍联合听觉功能障碍的康复工作，在临床常非常困难，需要医护及家属倾注更多的耐心、信心和爱心，需要眼科、耳科、康复科等多学科合作，制定长期的个性化康复方案，积极调动患者可用的其他感觉功能，开展多模式的康复手段，根据康复成效不断探索和修正康复方案。

参考文献

1. 周翔天，胡建民，廖洪斐，等. 低视力学. 3 版. 北京：人民卫生出版社，2017.
2. 葛坚，王宁利，黎晓新，等. 眼科学. 3 版. 北京：人民卫生出版社，2015.

（李小曼　田丽　整理）

病例 11
眼底黄色斑点症致低视力的视觉康复

病历摘要

【基本信息】

患者，男性，29 岁。

主诉：先天性看不清晰 20 余年。

现病史：患者 20 余年前因双眼视物模糊，于当地医院就诊，诊断为"高度近视"，并验光配镜，后戴镜视力逐渐下降，无视物变形，无眼红、眼痛、畏光、流泪等不适，今为进一步诊治，来我院低视力门诊就诊。

发病以来，神志清，精神可，生命体征平稳，二便正常。

既往史：否认高血压、糖尿病等病史；否认药物及食物过敏；否认既往手术史。

家族史：患者妹妹也同样患病，症状类似，未曾就诊过。

【体格检查】

体健，全身及一般状态未见明显异常。

【眼科检查】

检查项目		主要内容	
		OD（D）	OS（D）
生活远视力		4.0（0.1）	4.0（0.1）
电脑验光	非睫状肌麻痹	−9.75/−1.50×60	−8.25/−0.25×172
主觉验光	睫状肌麻痹后	−8.00/−1.50×60 = 4.2（0.16）	−7.50 = 4.1（0.125）
眼压		11.5 mmHg	12.3 mmHg
角膜映光法检查		未矫正状态：+15°　矫正状态：+15°	
遮盖试验		未矫正状态：内至中 @D & N	
眼球运动		SAFE	
对比视野		双眼检查均未见明显视野缩窄	
裂隙灯检查		双眼无倒睫，眼睑闭合完全，泪点位正，结膜无充血、水肿，角膜透明，前房清、深，虹膜纹理清，双侧瞳孔等大等圆，对光反射存在，散瞳后晶体无混浊，玻璃体轻度混浊	
眼底检查		双眼眼底视盘色淡红，边界清，杯盘比 2∶3，黄斑中心凹可见直径约 1 PD 大小椭圆形萎缩斑，后极部视网膜平伏，动静脉比值 2∶3，血管走形可，无明显扩张迂曲（图 11-1）	

图 11-1　眼底照相检查（2022 年 2 月 22 日）

【特殊检查】

（1）眼轴（IOL-Master，2022 年 2 月 22 日）：OD 27.96 mm，OS 27.20 mm。

（2）眼底 OCT：双眼黄斑区视网膜厚度降低，中心凹处外层视网膜反射未见，局部 RPE 层反射紊乱（图 11-2）。

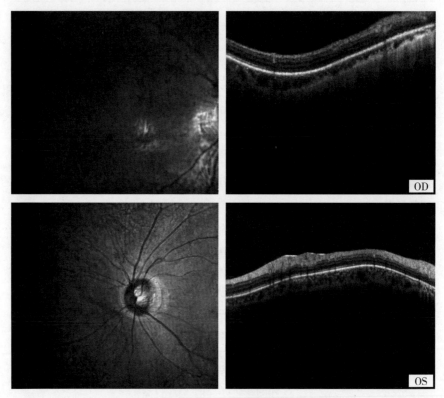

图 11-2　眼底 OCT（2022 年 2 月 22 日）

（3）B 超检查：双眼眼轴较长，右眼玻璃体腔内见中少量点条状弱回声，左眼玻璃体腔内可见少量点条状弱回声，双眼后极部球壁局部后凸，球后脂肪垫及眼外肌未见明显异常回声。超声诊断：右眼玻璃体混浊、后巩膜葡萄肿，左眼玻璃体轻度混浊、后巩膜葡萄肿见图 11-3。

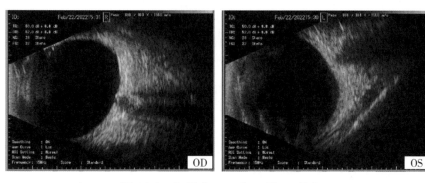

图 11-3　B 超（2022 年 2 月 22 日）

（4）视觉诱发电位（visual evoped potential，VEP）（图 11-4）：双眼 P100 峰时延长，振幅低平。

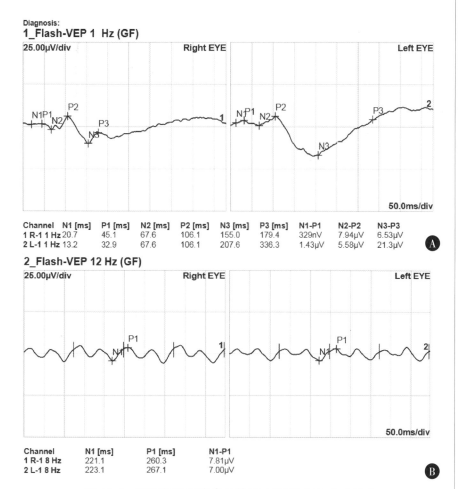

图 11-4　双眼视觉诱发电位检查（2022 年 3 月 4 日）

（5）视网膜电流图（electroretinaogram，ERG）（图11-5）：所有反应振幅均下降，以 cone 下降为著。

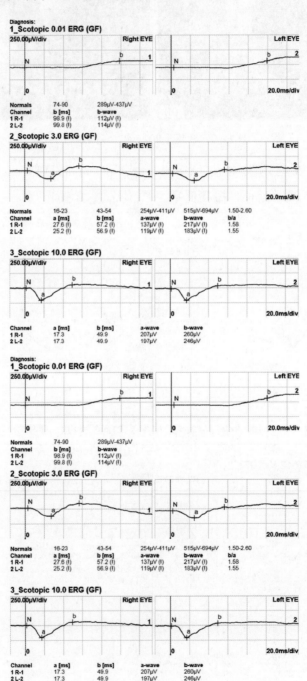

图 11-5　双眼视网膜电流图像（2022 年 3 月 4 日）

【诊断】

①双眼眼底黄色斑点症；②双眼高度近视；③共同性内斜视；④二级低视力。

【治疗】

（1）屈光矫正：告知患者继续戴镜矫正视力，配镜处方（远用）：OD −8.00/−1.50 × 60 = 0.16，OS −7.50 = 0.125。

（2）视觉防护和健康宣教：注意日常紫外线防护，建议配戴变色眼镜或防护目镜，保护眼底，延缓疾病进展。向患者解释疾病性质和现阶段病情。日常生活中注意跌倒、碰撞等防护。

（3）注意饮食控制，减少维生素 A 物质的摄入，使用 DHA、EPA 等膳食补充剂。

（4）定期随诊，检测视力、视野、眼底变化情况。

（5）建议行家系基因检测以明确病因。

【康复】

1. 解释病情及康复计划

告知患者目前本病尚无特效治疗方法，已经损害的视功能无法通过治疗手段来恢复，但是可以通过个性化的低视力康复工作来改善行为能力，可以根据自己的需求选择康复方式。不同距离、不同的工作任务需要不同的康复手段。同时，也需要一定的时间来学会如何更好地使用各种助视器及使用残余视力。另外，眼底黄色斑点症属于遗传性疾病，建议直系亲属也进行眼健康检查及基因检测，明确致病基因，预测子女下一代的患病风险及可能的规避方式。

2. 视觉性康复

（1）屈光矫正：验光配镜以矫正屈光不正（处方见"治疗"）。

（2）远视力康复：由于存在高度屈光不正，双目望远镜使用困难，隐形眼镜卫生不能保证且配戴困难（为矫正状态，看不清镜子，配戴不方便），建议配 4× 单筒望远镜，行走时备用。

（3）近视力康复：因患者有看近需求，分别给予光学的台式放大镜、不同尺寸便携式电子助视器及高度数眼镜助视器试用。由于患者存在高度屈光不正，建议看近时脱掉戴镜，只裸眼并适当移近阅读材料，即可方便地进行短期阅读，如需要长时间阅读，建议配合放大镜或者使用便携电子助视器。患者最终选择了 2.3× 镇纸助视器备用。

（4）其他放大软件的使用：帮助患者下载智能手机上的放大APP，同时调大手机、电脑字体。

（5）功能性视力训练：培训使用 2.3× 镇纸助视器时，先讲解其优缺点和使用场合。镇纸放大镜属于台式放大镜，可直接放在阅读材料上逐渐移动进行阅读，不需要用手拿，视线需要从镇纸的正上方看下来，镇纸相对较重，适合在家里阅读用。后与患者沟通了视觉训练的必要性，患者理解，后续将培训患者在使用助视器辅助下快速地阅读，包含如何定位、注视，以及平滑追踪、跟踪等能力，提高患者使用助视器的能力，以期大大提高功能视力。

3. 非视觉性康复及心理干预

患者目前视力在屈光矫正配合助视器使用情况下尚可，视觉性康复可满足日常生活需求。对于非视觉性康复内容给予患者简单宣教，使之有一定了解，以备将来如视力受损进展时可能用到。

从与患者的沟通上未觉察患者存在显著焦虑不安状态，对自己的疾病认识度较好，可顺畅沟通，对康复手段理解，且接受度尚可，暂未安排心理干预，密切观察患者的心理状态变化。

【随访】

（1）低视力专科每 3 个月随访 1 次。

（2）眼底内科每半年随访 1 次，散瞳检查眼底。

病例分析

【病例特点】

（1）除患者本人外，其妹妹同患此病，经问诊及检查发现，妹妹的发病情况及病程进展与患者类似，且同样存在视力受损、眼底黄斑区椭圆形萎缩病灶及相似的电生理改变。这符合眼底黄色斑点症幼年起病，有家族史的特点。

（2）患者本人与其妹妹均因在疾病早期未发现明显的眼底改变而仅被诊断为"屈光不正"，未能及时明确诊断。

（3）患者主要表现为中心视力受损，体征表现为眼底黄斑区椭圆形萎缩病灶。

【诊断思路】

（1）幼年起病，临床表现为进行性的视力下降，配镜后视力无法提高。

（2）眼底检查提示双眼黄斑区椭圆形萎缩病灶。OCT 提示黄斑区视网膜椭圆形萎缩及 RPE 层反射异常。欧宝图像表现为黄斑中心凹反射减弱。VEP、ERG 表现振幅均下降，且以视锥细胞功能下降为主。

（3）鉴别诊断

1）锥杆细胞营养不良：也属于遗传性眼底病变，与眼底黄色斑点症临床表现相近，但该病为弥漫性损害，眼底黄色斑点症则主要侵犯黄斑区，可行 OCT、视网膜地形图、ERG 等进行鉴别。锥杆细胞营养不良的患者早期即可见 ERG 异常，而眼底黄色斑点症患者病变仅局限于黄斑时，ERG 可正常。

2）高度近视：眼底黄色斑点症初期时眼底虽表现正常，但已可出现较明显的视力下降，需与高度近视进行鉴别。高度近视患者可因眼轴的过度伸长，出现眼底的退行性改变，如豹纹状眼底、视盘周围的脉络膜萎缩、黄斑部黄白色萎缩斑。此外，还可行荧光素血管造影进行鉴别。

3）卵黄状黄斑营养不良：属常染色体显性遗传病，与眼底黄色斑点症具有类似的病程和临床、病理表现，如幼年起病、双侧对称、存在黄斑变性等。与眼底黄色斑点症早期即可出现视力下降不同，卵黄状黄斑营养不良患者早期视力往往不受影响，即使眼底出现典型卵黄样改变视力损害也很轻微，至卵黄破碎发生萎缩性病变时，才出现视力的显著下降，且视力受损程度两眼并不一致。

【康复思路】

（1）根据患者的个体需求安排康复计划，满足看远、看近及看中距离需求。

（2）解释病情、康复计划沟通。

（3）屈光矫正。

（4）远视力康复：由于存在高度屈光不正，双目望远镜使用困难，隐形眼镜卫生不能保证且配戴困难（为矫正状态，看不清镜子，配戴不方便），建议备用单筒望远镜。

（5）近视力康复：因患者有看近需求，视力中度受损，可分别给予光学和电子助视器试用。另外，由于患者存在高度屈光不正，看近时可脱掉戴镜，只裸眼并适当移近阅读，也配合阅读架环节阅读姿势问题。

（6）功能性视力训练：助视器试用后告知患者需要进行一段时间的培训，可协助患者提高功能视力。

（7）其他康复内容可按需提供。

（8）定期随访。

📖 疾病介绍

眼底黄色斑点症系遗传性的视网膜病变，是儿童遗传性失明的最普遍原因之一，整体发病率为 1/10 000 ～ 1/8 000。常见于近亲结婚的后代和同胞，但也存在散发病例。不同患者发病年龄和进展速度存在一定差异，多数患者在十几岁或更早时出现症状，部分也可以在成年后甚至是老年期发病。

眼底黄色斑点症的主要病理特点为黄斑萎缩和视网膜色素沉着，临床表现为无痛性、渐进性的视力下降和视野改变，尤其是中心视野，同时伴有空间扭曲等视觉感知变化。初期眼底检查虽正常，但已可出现明显的视力下降。推测这也可能是本例 2 位患者幼年时仅被诊断为屈光不正的原因之一。中期时可出现典型的眼底改变，如眼底中心反光消失、黄斑深层灰黄色色素沉着斑点。后期则多表现为萎缩性病变。

由于初期眼底检查多表现正常，眼底荧光素血管造影对眼底黄色斑点症的诊断，尤其是早期诊断具有重要意义。发病初期黄斑处即可见许多细小的弱荧光点。后期视网膜色素上皮萎缩区呈现斑驳状强荧光，周围虫蚀样小荧光斑，而黄斑在暗的脉络膜背景下则可呈现出强荧光的窗样缺损。此外，还会出现较典型的"脉络膜湮没"现象和因黄斑萎缩引起的"牛眼征"。其他辅助检查还有 OCT、电生理检查等。OCT 显示黄斑中心凹病变首先开始于视网膜外层，表现为黄斑中心凹的萎缩变薄，病变局限黄斑时，ERG 可正常；当病变弥散累及黄斑周围的视网膜时则可见 ERG 的异常；当眼底色素沉着斑点开始出现时，EOG 表现为光峰下降，阿登比降低。

在病因和机制方面，根据突变基因的不同，眼底黄色斑点症可分为 3 种类型：①由染色体 1p21–p13 上的 *ABCA4* 基因突变引起的 STGD1，为最常见的分型，属于常染色体隐性遗传；②由染色体 6q14 上的 *ELOVL4* 基因突变引起 STGD3，属常染色体显性遗传；③由染色体 4p 上的 *PROM1* 基因突变引起的 STGD4，也属常染色体显性遗传。ABCA4 蛋白是视觉循环必需的运输蛋白，位于感光细胞外节段，主要负责移动类维生素 A，通过翻转酶机制将类维生素 A 物质从内腔移到椎间盘膜的胞质侧。ABCA4 蛋白出现异常后，椎间盘膜中的类维生素 A 积聚形成双类视黄醇融合产物，其中较具代表性的为 N- 视

笔记

黄基 –N– 视黄醇胺（A2E）。在感光细胞盘膜的更新过程中，RPE 不断吞噬远端椎间盘，使感光细胞中不溶的 A2E 等复合物堆积至 RPE 内，并聚集形成脂褐素，最终导致 RPE 细胞的损伤和退化。

在治疗方面，眼底黄色斑点症目前仍属于难治性疾病，且尚无较成熟的治疗手段。对其治疗的研究主要集中在基因治疗、基因编辑等方面，已有一些临床前研究取得了较好的治疗效果。除此之外的治疗方法（如补体治疗），以及氘化维生素 A、抗 C5 适配体、膳食补充剂等药物治疗，均只能起到减缓疾病进展的作用，而无法将其治愈。细胞替代疗法如 RPE 移植，虽能够恢复一部分失去的视力，但由于还存在感光细胞的异常，提供新的 RPE 细胞也只能作为一个短期的解决方案。

由于治疗手段的缺乏，视力及视功能康复训练就显得尤为重要。对于眼底黄色斑点症轻症患者，主要的康复思路是：对于可以通过注视器的放大作用改善中心视力，且可满足用眼需求的，优先康复中心视力，注意在放大倍率的选择上要注意视野限制问题，不应一味追求视力的最大化，要同时考虑到日常视觉行为能力，以最佳功能视力为优选；对于中心视力严重损害的重症患者，可考虑进行偏心注视训练，通过歪头使用偏心注视的方法来"看"，微视野计可以辅助选择最佳注视点。在训练前，可通过微视野计检查黄斑旁的最佳敏感位置，并训练患者学会采用该部位来注视，这样的偏心注视训练也可见于其他可引起严重中心视力受损的疾病，如年龄相关性黄斑变性。

此外，康复方案也应当根据患者的需求进行个性化调整，如本例患者的妹妹在远视力康复方面存在低度屈光不正，但视力较本例患者相对弱，双目望远镜使用后视力仅 4.3（0.2），自觉无明显改善且外观不能接受，故仍选择暂戴镜，并配备单目望远镜备用。而对于近视力的康复，由于妹妹需要辅导孩子写作业，看近需求比患者更高，且需要用笔，故建议其使用高度眼镜式助视器（试戴后处方：OD +4.00 D，OS +5.00 D）及便携电子助视器。高度眼镜可阅读且解放双手，缺点是阅读距离较近，长时间用眼后容易疲劳，应配合阅读架使用或者其他助视器交替使用。手持便携电子助视器放大倍率高，阅读模式可调，阅读距离适中，但存在亮度问题，因此不能用于看手机。眼底黄色斑点症目前虽仍属于难治性疾病，但由于其早期发病、持续进展的特点，给了患者一个终身治疗干预的窗口，从而有更多的机会延迟患者视力和视功能的恶化，并对患者施行康复训练以改善其视觉质量。目前研究人员和临床医师也在不断从多个方面寻找解决方法，通过迄今为止所做的努力，相信在未来有望出现眼底黄色斑点症更有效治疗方案。

参考文献

1. SCHWARTZ S D, REGILLO C D, LAM B L, et al. Human embryonic stem cell-derived retinal pigment epithelium in patients with age-related macular degeneration and Stargardt's macular dystrophy：follow-up of two open-label phase 1/2 studies. Lancet，2015，385（9967）：509-516.

2. MOLDAY R S, ZHANG K. Defective lipid transport and biosynthesis in recessive and dominant Stargardt macular degeneration. Prog Lipid Res，2010，49（4）：476-492.

3. TANNA P, STRAUSS R W, FUJINAMI K, et al. Stargardt disease：clinical features，molecular genetics，animal models and therapeutic options. Br J Ophthalmol，2017，101（1）：25-30.

（李小曼   周诗旗   整理）

病例 12
特发性息肉状脉络膜血管病变致低视力的视觉康复

病历摘要

【基本信息】

患者，男性，71岁。

主诉：双眼视物模糊7年余。

现病史：患者7年前无明显诱因下出现双眼视物模糊，无眼前遮挡、视物变形、眼红眼痛等不适，于我院就诊，诊断为"双眼特发性息肉状脉络膜血管病变（idiopathic potypoidal choroidal vasculopathy，IPCV）"，给予光动力疗法（photodynamic therapy，PDT）及多次抗VEGF药物治疗。7年来患者症状逐渐加重，近1年自觉视物模糊影响日常生活，就诊于低视力专科，要求视觉康复。

患者发病以来神志清，精神可，生命体征平稳，二便正常。

【体格检查】

全身及一般状态未见明显异常。

【眼科检查】

检查项目		主要内容		
		OD（D）	OS（D）	OU（D）
未矫正视力	远距	3.8（0.06）	4.0（0.1）	4.0（0.1）
	近距	3.7（0.05）	3.7（0.05）	3.8（0.06）
主觉验光	远距	+0.50/−1.00×80 = 3.8（0.06）	+1.00/−1.00×95 = 4.2（0.15）	4.2（0.15）
	近距	+3.00/−1.00×80	+3.50/−1.00×95	4.0（0.1）
眼压		19.6 mmHg	16.6 mmHg	
角膜映光法检查		远距近距均正位		
眼球运动		SAFE		
对比视野		Full		
裂隙灯检查		双眼睑形态正常，启闭可，结膜清，角膜透明，前房深清，虹膜纹理清，瞳孔圆，对光反射正常，MG（−），晶状体密度增高，玻璃体絮状混浊		
眼底检查		双眼视盘界欠清色红，C/D = 0.3，右眼黄斑灰黄色病灶伴硬渗、水肿及少量色素，左眼黄斑区灰白色瘢痕病灶伴色素，未见出血渗出，周边视网膜平伏（图 12-1）；经过几年，眼底照相检查（图 12-2）		

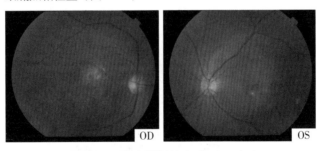

图 12-1　眼底照相检查（2014 年）

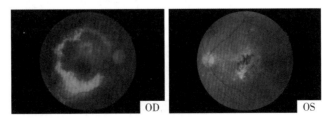

图 12-2　眼底照相检查（2021 年）

【特殊检查】

（1）OCT 如图 12-3 所示。

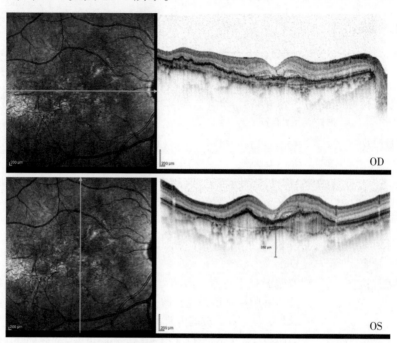

图 12-3　OCT（2014 年）

（2）造影检查（FFA/ICG）如图 12-4 所示。

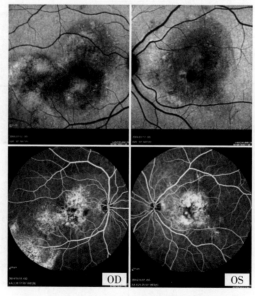

图 12-4　FFA/ICG 造影检查（2014 年）

（3）OCT 如图 12-5 所示。

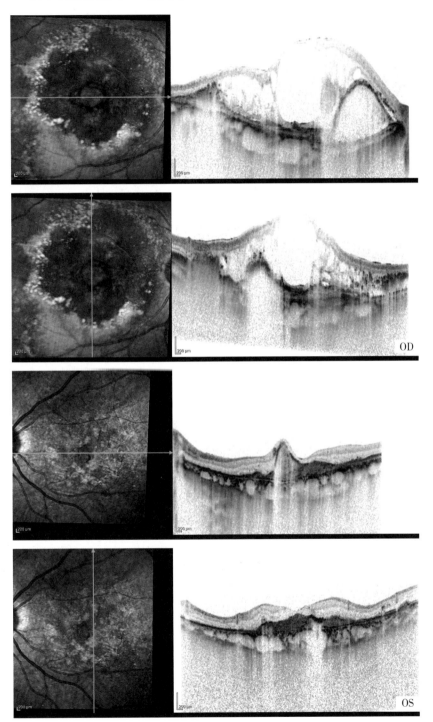

图 12-5　OCT（2021 年）

【诊断】

①二级低视力；②双眼 IPCV；③双眼屈光不正；④双眼老视。

【治疗】

（1）因患者合并严重的复发性渗出及出血性并发症，给予 PDT 及抗 VEGF 等治疗。

（2）嘱患者眼底内科门诊定期随访。

【康复】

1. 康复需求及日常生活行为能力评估

患者为 71 岁老年人，深受眼底病变的困扰，严重影响阅读能力，看不清手机上的字，无法与家人和朋友沟通；看不清路标及公交车牌，导致不敢出门。患者希望借助康复手段，能够看手机和方便出门。

2. 康复计划

（1）解释病情和康复计划

告知患者，目前因为特发性息肉状脉络膜血管病变，导致视网膜脉络膜功能严重受损，且视力有继续下降的可能，已经损害的功能无法通过治疗手段来恢复，但是残余的视觉功能确实可以通过康复手段来改善。视觉康复是一个漫长而复杂的过程，属于个性化治疗，可以根据患者要求来选择康复方式，需要不同的手段相结合来处理，也需要一定时间的康复训练来学会如何更好地使用助视器和残余视觉功能。另外，患者的原发疾病仍然需要定期随访和治疗。

（2）视觉功能康复

远视力康复：患者裸眼视力右眼 3.8（0.06），左眼 4.0（0.1），双眼 4.0（0.1），戴镜无明显提高，且等效球镜为零，故不考虑验配远用眼镜。患者要求看路牌和公交，考虑视力较差且双眼视力相差较大，以及携带方便，给予验配 4× 单目望远镜，患者将望远镜放在左眼前视力为 4.7（0.5）。患者表示可以接受，使用前需进行训练方能灵活运用，包括目标定位、注视、跟踪、追踪和搜寻训练。

近视力康复：患者希望能看清手机上的字，首先让患者把手机的字体调到最大号，再试戴验配眼镜式近用助视器。患者 40 cm 近附加 +2.50 D 视力为 4.0（0.1），通过移近手机到 15 cm（约移近 3 倍），视力提高到 4.5（0.3），此时需给予近附加 +7.00 D，患者试戴能看清手机放大的字，表示满意。

【随访】

（1）告知患者疾病特点及预后，建议患者定期复查，对 PCV 定期随访，坚持治疗。

（2）康复效果定期随访，根据康复效果及时更新康复计划。

病例分析

【病例特点】

（1）患者 60 岁发病，主诉视物模糊，双眼先后发病。专科检查：眼前节未见明显异常，右眼黄斑灰黄色病灶伴硬渗水肿及少量色素，左眼黄斑区灰白色瘢痕病灶伴色素。

（2）特殊检查：眼底照相示对称性黄斑部椭圆形色素紊乱，OCT 示神经上皮变薄。

（3）患者为老年人，有明确的视远、视近需求。

【诊断思路】

根据患者视物模糊，视网膜下有橘红色的结节样簇状改变，以及荧光造影的典型表现，诊断为 IPCV，本病主要与湿性年龄相关性黄斑变性病变相鉴别。

年龄相关性黄斑变性：在白种人发病率较高，视网膜下出血多位于黄斑正中区，且多较局限，FFA 和 ICGA 无脉络膜毛细血管息肉样扩张表现。

【治疗思路】

本病大部分患者视网膜下的出血和渗出多能自行吸收，视力可以回升并保持，因此若无全身疾病，如高血压等因素时，一般情况下可做随诊观察。如患者合并严重的复发性渗出及出血性并发症，给予 PDT 及抗 VEGF 等治疗。

【康复思路】

（1）患者看远需求是能看清路牌和公交车牌，满足出门的要求，因不是持久视物，考虑到携带方便性，给予单筒望远镜，在满足视力的条件下尽量给予低倍的望远镜，一般将视力康复到 0.3 以上。

（2）患者看近需求是能看手机，首先利用手机字体放大功能降低康复的难度，因是相对持久视物，使用放大镜操作上有困难，且能缩小视野，因此尽量尝试眼镜式放大镜。通过距离缩短视力提高的原理，给予该距离所需的近附加度数。若阅读距离过近则可以使用手持或立式放大镜。

疾病介绍

IPCV 简称息肉样脉络膜血管病变（PCV），又称为复发性出血性色素上皮脱落或后极部色素膜出血综合征，为新近认识的一种以眼底后极部脉络膜血管局限性膨隆，呈息肉状改变，伴复发性出血，并有浆液性或出血性色素上皮脱离的病变。本病原因不明，多以单眼受累，初次发病年龄为 50 ～ 65 岁，最常见的年龄为 60 岁，任何种族均可发病。本病大部分患者视网膜下的出血和渗出能自行吸收，视力可以回升并保持，一般情况下可做随访观察，但也有少部分反复发作的患者晚期表现为广泛色素上皮变性和萎缩，视力严重下降。PCV 病变一般累及黄斑导致中心视力下降，周边视野相对损害较小，视觉康复以提高中心视力为主。需要根据患者的视觉功能、康复需求、使用条件、职业、经济条件、配合程度、学习能力等诸多原因，选择合适的近用和远用助视器利用其残余视力，最大限度改善视功能并提高生活质量。

参考文献

1. 葛坚，王宁利. 眼科学. 3 版. 北京：人民卫生出版社，2015.

2. IMAMURA Y，ENGELBERT M，IIDA T，et al. Polypoidal choroidal vasculopathy：a review. Surv Ophthalmol，2010，55（6）：501-515.

（陈午荷　田丽　整理）

病例 13
先天性青光眼致低视力的视觉康复

病历摘要

【基本信息】

患儿，女性，4 岁。

主诉： 家长发现双眼视力下降 1 月余。

现病史： 1 个月前因体检发现患儿双眼视力下降，于本院青光眼专科诊断为"双眼先天性青光眼"，行"双眼穿透性粘小管扩张成形术 + 双眼前房成形术"，术后眼压稳定。患者视力下降严重，遂来低视力门诊寻求帮助。

【体格检查】

全身及一般状态未见明显异常。

【眼科检查】

检查项目		主要内容		
		OD（D）	OS（D）	OU（D）
未矫正视力	远距	3.9（0.08）	4.0（0.1）	4.0（0.1）
	近距	3.8（0.06）	3.9（0.08）	3.9（0.08）
主觉验光		−2.50/−3.50 × 180 = 4.0（0.1）	−2.50/−4.00 × 180 = 4.2（0.16）	4.2（0.16）
眼压		13.5 mmHg	14.1 mmHg	
角膜映光法检查		远距近距均正位		
眼球运动		SAFE		
对比视野		视野向心性缩小		
裂隙灯检查		双眼睑形态正常，启闭可，结膜清，角膜尚透明，前房深清，虹膜纹理清，瞳孔圆，对光反射正常，晶状体透明		
眼底检查		小瞳下隐见视盘界清色苍白，C/D = 1.0，黄斑中心凹反光存在，豹纹状眼底，后极部网膜平伏		

【特殊检查】

（1）视盘 OCT 如图 13-1 所示。

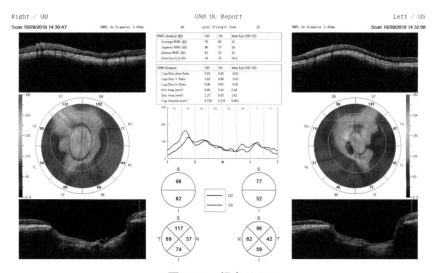

图 13-1　视盘 OCT

（2）黄斑区 OCT 如图 13-2 所示。

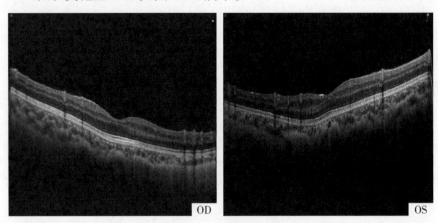

图 13-2　黄斑区 OCT

（3）眼部 B 超如图 13-3 所示。

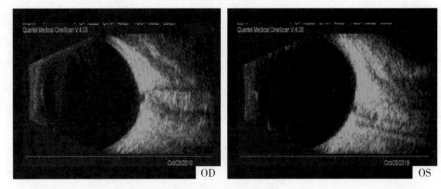

图 13-3　眼部 B 超

（4）IOL-Master 如图 13-4 所示。

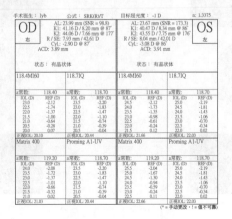

图 13-4　IOL Master

【诊断】

①二级低视力；②双眼先天性青光眼；③双眼屈光不正。

【治疗】

患儿 1 个月前行"双眼穿透性粘小管扩张成形术 + 双眼前房成形术"，术后眼压平稳。

【康复】

1. 康复需求及日常生活行为能力评估

患儿由于视力太差，对幼儿读物或图片都没有兴趣，家长希望通过康复提高视力，使患儿像正常人一样学习。由于患儿视野缩小，平时走路容易磕碰周边的物体，容易摔跤，希望通过康复改善这个情况。

2. 康复计划

（1）解释病情和康复计划

告知家长，患儿目前因为先天性青光眼，引起视神经萎缩，导致视功能严重受损，已经损害的功能无法通过治疗手段来恢复，但是残余的视觉功能可以通过康复手段来改善。另外，患儿的原发疾病仍然需要定期随访和治疗。

（2）视觉功能康复

1）屈光矫正：因验光视力有提高，按 OD –2.50/–3.50 × 180，OS –2.50/–4.00 × 180 进行配镜。患儿年龄较小，属于视觉发育关键期，散光度数较高，配戴眼镜可以不同程度提高视力。

2）视力康复：患儿目前还未上小学，对于远视力要求不高，告知择期验配远用助视器。给予 4.2 寸近用电子助视器，家长可以在家中通过教导其学习看书识字。将来可以考虑更大屏幕 CCTV，上课可用以看黑板和书本。

3）视野康复：患儿视神经萎缩，视野缩小，容易磕碰周边物体导致摔跤，告知家长注意做好防护，教会家长视觉引导的技巧，引

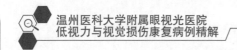

导患儿安全地行走。首先引导者向被引导者伸出手背，用自己的手背轻轻碰触被引导者的手背，由于被引导者为幼儿，引导者可轻轻拉起被引导者的手，和被引导者保持半步距离，带领引导者移动。在特殊路况，如狭窄区域、门或阶梯时，需变换姿势进行引导。

【随访】

（1）告知家长疾病特点及预后，青光眼专科需定期随访，查看眼压稳定情况。

（2）建议低视力专科定期随访，检查度数变化和视功能情况，以及根据康复效果及时更新康复计划。

病例分析

【病例特点】

（1）患儿自幼视力下降，眼压高。专科检查：眼前节未见明显异常，视盘界清色苍白，C/D = 1.0；对比视野检查见视野明显缩小。

（2）特殊检查：眼压升高；OCT 示视盘 C/D 增大，神经纤维厚度减少，黄斑区神经上皮层见无反射区；B 超示视盘回声异常。

（3）患儿目前年龄小，对自己的视觉情况认知较低，应让家长配合进行低视力康复。

【诊断思路】

根据患儿病史、体征及专科检查，诊断为"双眼先天性青光眼"，需与以下疾病鉴别。

生理性大视杯：眼压正常，多数患者双侧视杯对称，视盘盘沿符合 ISNT 规则，无盘沿切迹和盘沿缺失，无视野缺损和视神经损害表现，该患儿眼压高，故可排除。

原发性慢性闭角性青光眼：起病隐匿缓慢，常无症状，眼底检查均可发现视神经损害，但慢闭眼部检查有房角关闭和浅前房。

【治疗思路】

4 岁幼儿青光眼通过药物很难控制眼压，且钯眼压较低，长期用药不良反应大，一般建议手术治疗。诊断明确后眼压高应尽早进行青光眼手术控制眼压，以免高眼压对视神经的持续压迫损伤，本例患者明确诊断后立即行"双眼穿透性粘小管扩张成形术 + 双眼前房成形术"，目前眼压平稳，仍需长期随访。

【康复思路】

（1）患儿 4 岁，处于视觉发育关键期，通过戴镜视力可有部分提高，但因先天性青光眼视神经严重受损，视力提高十分有限，需通过康复手段最大限度的利用残余视觉功能。

（2）患儿目前未上小学，对看远需求不高，且远用助视器需要配合练习方能更好掌握，告知家长待患儿能配合时择期验配远用助视器。

（3）给予电子助视器，放大少儿读物上的图片或字，提高患儿的兴趣，家长可以通过助视器教导孩子学习。

（4）患儿由于视神经损害，视野明显缩小，需要安排视觉引导，待患儿能更好配合时可给予视野康复。

疾病介绍

原发性先天性青光眼（primary congenital glaucoma，PCG）是儿童主要的不可逆性致盲眼病原因之一。由于婴幼儿时期眼球的结缔组织弹性比较大，所以在这一时期发病的青光眼与成年人的青光眼相比，容易使患眼角膜扩张混浊，眼轴增长，眼底杯盘明显增大。尽管文献报道早期手术治疗 PCG，其手术成功率可达到 70% ～ 100%，但仍有 17.6% ～ 22.5% 的患眼最终会表现为严重的视力损害。Khitri 等分析了各种亚型的儿童青光眼视力损害的危险因素，他们发现单眼发病、多次手术、诊断时视力差及合并眼部并发症等与儿童青光眼视力损害相关。刘杏等发现通过接受青光眼手术后，超过一半（54%）的患眼可获得较好的视力（≥0.4）。发病年龄、术前降眼压药情况、手术年龄、角膜是否混浊与视力预后都密切相关，而多次手术是 PCG 患者术后视力预后不良的主要危险因素。掌握 PCG 患儿视力损害的危险因素可为术后视力的个体化康复治疗提供指导。PCG 患者如能做到早期发现，早期手术控制眼压，术后治疗眼部伴随疾病并及时矫正屈光不正，有可能降低低视力及盲的发生率。

对于视功能已经造成严重损害的患者，应在治疗原发病的同时，通过不同的康复手段最大限度地放大残余视觉功能，包括提高视力、增宽视野，降低因为视觉功能严重损害对独立生活带来的影响，如行走有困难还需进行视觉引导。并注意关注患者及家属的心理状态，如有必要，及时干预。在选择助视器时，需要考虑到患者视觉功能、康复需求、职业、配合程度、学习能力等诸多原因，可以在患者充分理解并允许的条件下最优组合，最大限度改善残余视觉功能。

参考文献

1. 周翔天，胡建民，廖洪斐，等. 低视力学. 3 版. 北京：人民卫生出版社，2017.
2. 方蕾，胡音，凌运兰，等. 原发性先天性青光眼儿童的视力分析. 中华眼视光学与视觉科学杂志，2019，21（11）：831–837.
3. 王晓冰，卢文胜，韩冬，等. 先天性青光眼手术疗效观察. 临床眼科杂志，2015，23（3）：203–205.

（陈午荷　田丽　整理）

病例 14
先天性眼球震颤致视觉损伤的
视觉康复两例

病历摘要

病例 1

【基本信息】

患儿，男性，8岁。

主诉：因双眼视物不清致学习障碍5年余。

现病史：5年前家长发现患儿视物不清，无视物重影、视物变形、眼红眼痛等不适，曾在他院就诊，诊断为"双眼眼球震颤、屈光不正"，配镜后视力有所改善，但仍看不清黑板上的字，且看书距离很近。遂于我院低视力康复中心寻求帮助。

119

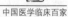
【体格检查】

全身及一般状态未见明显异常。

【眼科检查】

检查项目		主要内容		
		OD（D）	OS（D）	OU（D）
未矫正视力	远距	4.0（0.1）	4.0（0.1）	4.0（0.1）
	近距	4.0（0.1）	4.0（0.1）	4.1（0.12）
主觉验光		+1.25/−3.25×170 = 4.1（0.12）	+1.00/−3.25×10 = 4.2（0.15）	4.3（0.2）
眼压		16.8 mmHg	19.4 mmHg	
角膜映光法检查		远距、近距均正位		
眼球运动		SAFE		
对比视野		Full		
裂隙灯检查		双眼睑形态正常，启闭可，结膜清，角膜透明，前房深清，虹膜纹理清，瞳孔圆，对光反射正常，MG(−)，晶状体透明，晶状体后囊周边可见白色纤维膜连于前部玻璃体		
眼底检查		双眼视盘界欠清色红，C/D 不清，视盘颞侧可见灰白色增殖膜，后极部网膜平伏（图 14-1）		

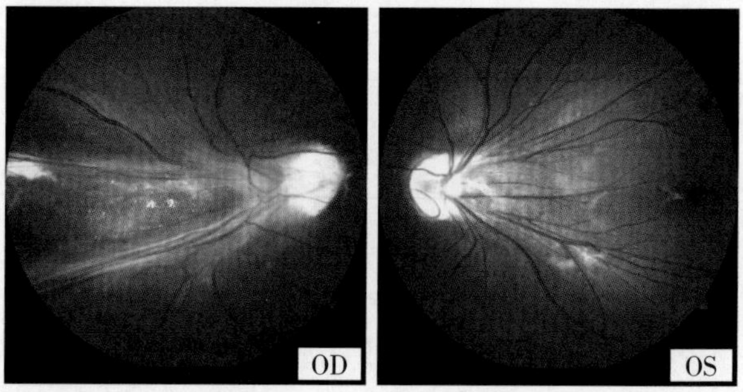

图 14-1　眼底照相检查

【特殊检查】

B 超（图 14-2）。

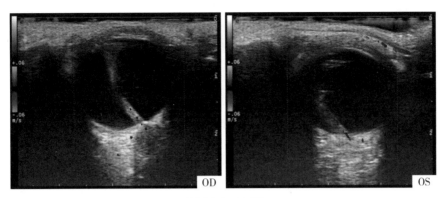

图 14-2　B 超

【诊断】

①二级低视力；②双眼先天性感觉缺陷型眼球震颤；③永存原始玻璃体增生症；④双眼屈光不正。

【治疗】

患儿患有永存原始玻璃体增生症，目前屈光介质尚透明，无须手术，需定期复查。

【康复】

1. 康复需求及日常生活行为能力评估

患儿为小学生，主要的问题是看不清黑板和投影仪上的字，影响学习，平时看书写字的时候离得很近。与患儿及家长充分沟通了解其视觉需求：希望通过康复能够看清黑板和投影上的字不影响上课，能够轻松看书本上的字，不用靠得很近，写字也可以离远一点。

2. 康复计划

（1）解释病情与康复计划

告知患儿家长，目前因为眼部疾病，引起眼球震颤，导致视功能受损，已经损害的功能无法通过治疗手段来恢复，但是残余的视觉功能可以通过康复手段来改善。沟通康复方式及能够提高残余视觉功能的办法，患儿及家长表示理解并接受。另外，患儿的原发疾病仍然需要定期随访和治疗。

笔记

（2）视觉功能康复

1）屈光矫正：因验光视力有提高，按 OD +1.25/−3.25×170，OS +1.00/−3.25×10 进行配镜，告知患儿平时配戴眼镜。

2）远视力康复及视觉训练：患儿戴镜视力 4.3（0.2）看黑板和幻灯上的字仍会比较吃力，因双眼视力较平衡，故给予 2.8× 双目望远镜，戴上望远镜视力为 4.7（0.5），患儿表示可以接受，告知其平时戴眼镜，上课看黑板和幻灯的时候使用望远镜。望远镜使用之前应先进行训练，包括目标定位、注视、跟踪、追踪和搜寻训练。

3）近视力康复及视觉训练：患儿近视力 4.2（0.15），在正常距离 40 cm 不能看清书本上的字，平时习惯将书本移近至十几厘米，可给予 4× 镇纸式立式放大镜（图 14–3），该放大镜成像质量佳，没有周边畸变，且为树脂材料不易摔坏，适合低龄儿童，使用放大镜视力为 4.8（0.6），患儿可以较轻松看清书本上的字。患儿写字距离较近，给予可在下方手写的立式放大镜（图 14–4），或者手持式电子助视器（图 14–5），使用时写字距离可正常，在使用之前需进行练习方能灵活运用。

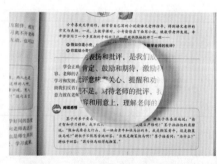

图 14-3　4× 镇纸式立式放大镜

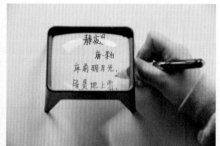

图 14-4　立式放大镜

笔记

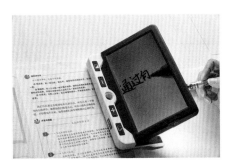

图 14-5   电子助视器

【随访】

（1）告知患者疾病特点及预后，建议患者定期复查，儿童度数变化速度快，需及时更换镜片。

（2）康复效果定期随访，根据康复效果及时更新康复计划。

（3）原发疾病也需眼底科定期复查。

病例 2

【基本信息】

患者，男性，15 岁。

主诉： 喜右侧歪头视物伴视物不清 15 年余。

现病史： 患者自幼视物喜歪头，伴视物不清，困倦后明显，无视物重影、视物变形、眼红眼痛等不适，曾在他院就诊，诊断为"双眼眼球震颤、屈光不正"，给予配镜，患者诉戴上眼镜仍歪头视物。遂就诊于我院门诊，要求验光配镜。

患者发病以来神志清，精神可，生命体征平稳，二便正常。

【体格检查】

全身及一般状态未见明显异常。

【眼科检查】

检查项目		主要内容		
		OD（D）	OS（D）	OU（D）
未矫正视力	远距	4.3（0.2）	4.4（0.25）	4.4（0.25）
	近距	4.3（0.2）	4.3（0.2）	4.3（0.2）
		向右歪头眼球左转时远距 OU 4.7（0.5），近距 OU 4.6（0.4）		
主觉验光		−5.00/−2.25 × 175 = 4.4（0.25）	−5.50/−2.00 × 175 = 4.5（0.3）	4.5（0.3）
眼压		19.6 mmHg	17.7 mmHg	
对比敏感度视力		1.6	1.6	
对比视野		Full		
角膜映光法检查		远距、近距均正位		
眼球运动		双眼眼球水平冲动型震颤，左转为中间带		
裂隙灯检查		双眼睑形态正常，启闭可，结膜清，角膜透明，前房深清，虹膜纹理清，瞳孔圆，对光反射正常，晶状体透明		
眼底检查		双眼视盘界清色红，C/D 约 0.3，血管走行可，动静脉比约 2∶3，豹纹状眼底，黄斑中心凹反光存在，后极部网膜平伏（图 14-6）		

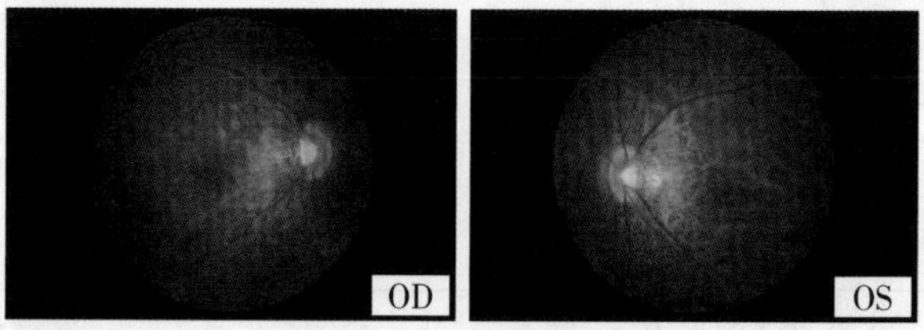

图 14-6　眼底照相检查

【特殊检查】

OCT 如图 14-7 所见。

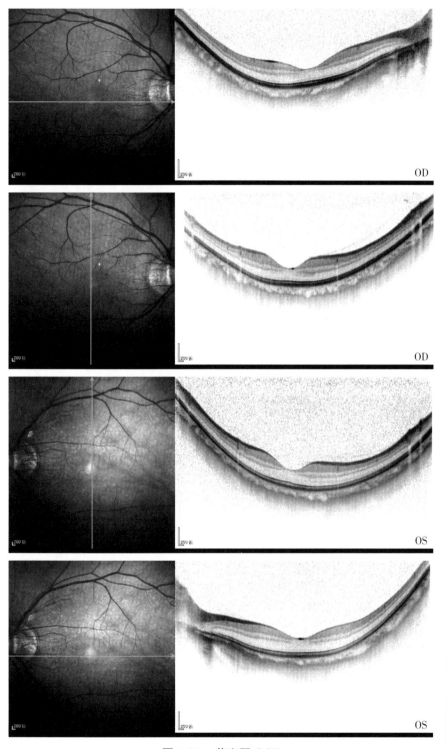

OD

OD

OS

OS

图 14-7 黄斑区 OCT

【诊断】

①先天性特发性眼球震颤；②双眼屈光不正。

【治疗】

患者近视度数较高，需定期复查屈光度数增长及眼底情况。

【康复】

1.康复需求及日常生活行为能力评估

患者因眼球震颤视力有所下降，但通过歪头视物视力能大幅度提高，不影响日常生活和学习，但是歪头视物影响美观。患者和家长希望视物不要歪头，因为这样经常被同学嘲笑。

2.康复计划

（1）解释病情和康复计划

患者因为眼球震颤有中间带导致头位偏斜视物更清晰，可以通过光学或手术的方式将中间带移到正前方改善头位偏斜视物的症状，患者和家属希望能通过保守治疗的方式。

（2）视觉功能康复

1）屈光矫正：按 OD –5.00/–2.25×175，OS –5.50/–2.00×175 进行配镜。

2）棱镜矫正：因眼球左转为中间带，故通过三棱镜将物象移至左侧，查头位扭转角为 8 棱镜度，在右眼前放 6 BO，左眼前放 6 BI，患者歪头视物明显改善，试戴远矫正视力为 4.7（0.5），患者表示满意。

【随访】

告知患者疾病特点及预后，建议患者定期复查，青少年度数仍会变化影响矫正视力，需及时更换镜片。

病例分析

【病例特点】

（1）病例 1 为先天性感觉缺陷型眼球震颤，双眼水平钟摆型震颤，不见中间带，眼位正位，矫正视力 < 4.5（0.3），晶状体后囊周边可见白色纤维膜连于前部玻璃体，视盘颞侧可见灰白色增殖膜；病例 2 为先天性特发性眼球震颤，双眼水平冲动型震颤，可见中间带，眼前节及眼底检查未见明显异常。

（2）两个病例均为眼球震颤，导致不同的视觉功能损伤，需根据患者的需求进行视觉康复。

【诊断思路】

先天性眼球震颤包括先天性感觉缺陷型眼球震颤（congenital sensory nystagmus，CSN）和先天性运动型眼球震颤（congenital motor nystagmus，CMN），主要鉴别如下。

（1）先天性感觉缺陷型眼球震颤：眼球运动系统在敏感期的发育受到干扰所致；患者视力受到显著影响，视锐度多低于 4.0（0.1）。其眼球运动多为水平钟摆型，少数患者侧方注视时可转为水平冲动型。

（2）先天性运动型眼球震颤：又称为先天性特发性眼球震颤，因其发病原因尚未明晰，故需在排除可导致眼球震颤的所有先天性遗传性眼病之后，再做出诊断。主要可表现为视锐度的轻、中度降低，其最佳矫正视力多在 4.0（0.1）以上，部分可达 4.7（0.5）。其眼球运动多为水平冲动型，表现为快相期和加速的慢相期。

【治疗思路】

眼球震颤的治疗通常有光学、手术和药物手段。光学手段包括屈光不正矫正、增加负镜值矫正、三棱镜加强集合矫正和同向三棱镜矫正法。手术是眼球震颤的主要治疗方法之一，通过减轻患者原在位的眼震颤程度，纠正其代偿头位从而达到改善患者视锐度及视

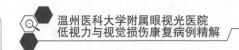

功能的目的，一般适用于有中间带的眼球震颤。部分药物对某些获得性眼球震颤有效，然而大部分未经临床试验证实。

【康复思路】

（1）病例 1 为小学生，最重要的视觉活动是看黑板和看书本，因眼球震颤视力下降较严重，应通过不同的康复手段最大限度地放大残余视觉功能，满足其日常学习生活的需求。

（2）病例 2 因眼球震颤导致视力下降，但可以通过歪头视物有很大程度改善，可以通过同向三棱镜矫正法给予康复。

📖 疾病介绍

眼球震颤是指双眼有节律的、不自主的，常呈对称共轭性的异常摆动，可根据发病年龄分为先天性眼球震颤和后天获得性眼球震颤。先天性眼球震颤与眼科关系密切，常伴有视力低下和异常头位，后天获得性眼球震颤多数与中枢和末梢病变有关，常因头痛、眩晕、呕吐等就诊儿科、内科、神经科及脑外科。先天性眼球震颤又分为先天性感觉缺陷型眼球震颤和先天性运动型眼球震颤。先天性感觉缺陷型眼球震颤约占 CN 的 80%，主因视觉信息传入相关系统的发育异常。先天性运动型眼球震颤约占 CN 的 20%，目前的研究认为发病部位多发生在大脑额叶至眼外肌的传出通路。该类患者眼部并无其他器质性病变，但眼球的这种不自主震颤可在不同程度上影响精细视觉功能正常发育。患者眼震的频率、幅度也随患者精神状态、注视方向而发生变化。精神紧张时眼震频率增强，在睡觉或注意力不集中时频率下降，在不同的注视方向眼震幅度也发生变化，眼位处于中间带时，眼震的幅度最小。

由于目前有限的诊治手段使得眼球震颤成为较为复杂的眼科疑难疾病之一。对于先天性感觉缺陷型眼球震颤通常为钟摆型眼球震颤且没有中间带，由于存在先天性视觉障碍，视力受到显著影响，

笔记

通过光学手段一般也较难提高视力，需要通过低视力助视器来提高残余视觉功能，使其能够正常工作学习或独立生活，由于双眼视物通常能减轻眼震，在助视器的选择上双目优于单目，若存在视野缺损需进行视野康复。

先天性特发性眼球震颤通常视力损害较小，对于存在中间带的治疗方法中可采用手术治疗，但手术治疗存在较大风险，也可通过光学手段改善代偿头位。有一些尚存在双眼视功能，可以尝试采用三棱镜加强集合矫正减轻眼震。这类患者通常视野没有损害，能够行走自如。

参考文献

1. 周翔天，胡建民，廖洪斐，等. 低视力学. 3 版. 北京：人民卫生出版社，2017.

2. 谢小华，吕露，陈英，等. 眼球震颤诊治进展. 国际眼科杂志，2019，19（5）：791-795.

3. KHANNA S. DELL'OSSO L F. The diagnosis and treatment of infantile nystagmus syndrome（INS）. Scientific World Journal，2006，6：1385-1397.

（陈午荷　田丽　整理）

病例 15
单眼先天性白内障儿童术后康复两例

病历摘要

病例 1

【基本信息】

患儿，男性，4 月龄。

现病史：1 天前患儿因"右眼先天性白内障"于本院行"右眼前入路晶状体切除＋前段玻璃体切割术"，术后恢复可。为术后视力恢复，出院前转至低视力与视觉康复中心就诊。

发病以来，患儿神志清，精神可，生命体征平稳，二便正常。患儿足月顺产，无吸氧史。

既往史：患儿既往体健，足月顺产，无吸氧史，否认药物过敏史，否认眼部及其他全身手术病史。

【体格检查】

全身及一般状态良好。

【眼科检查】

检查项目		主要内容	
		OD（D）	OS（D）
未矫正视力	定量检查	不能配合	
	定性检查	不能注视光源，伴眼球震颤	能稳定注视、跟随和追踪光源
检影验光		+24.00 D	+2.50 D
角膜映光法检查		右眼远距、近距均为 +15°	
眼球运动		右眼眼球水平震颤，且遮盖左眼后，眼球震颤更加明显，呈大幅度、低频率水平震颤	
裂隙灯检查		双眼眼睑形态正常，启闭可，结膜无充血，右眼角膜透明，颞上方角膜缝线在位，前房深清，虹膜纹理清，瞳孔散大约 5 mm，无晶状体，中央后囊膜缺如，玻璃体透明。左眼角膜透明，前房深清，虹膜纹理清，瞳孔圆，对光反射正常，晶状体及玻璃体透明	
眼底检查		双眼视盘界清色红，C/D 约 0.2，血管走行可，动静脉比约 2∶3，黄斑反光存在，后极部网膜平伏	

【诊断】

①右眼形觉剥夺性弱视；②右眼先天性白内障（术后）；③右眼无晶状体眼；④右眼知觉性内斜视；⑤右眼眼球震颤。

【治疗】

患儿术后 1 天，叮嘱其继续抗炎，预防感染治疗，并定期随访，1 周后复查。

【康复】

1. 解释病情及康复计划

与患儿家属沟通，术后视力康复过程的漫长及重要性。帮助患儿家属建立信心。

2. 屈光矫正

患儿手术后第 2 天立即验配框架眼镜。由于患儿尚未植入晶状体，右眼表现为高度远视。此时，术后 1 天，眼表还存在感染风险，不能直接配戴角膜接触镜。只能配戴框架眼镜。考虑到婴幼儿视力差，术后没有调节力，且其注视距离通常较近。因此右眼远视过矫 2 D。理论上，此时患儿的调节近点在眼前 50 cm，在该距离上物像会聚焦在视网膜上，有利于其视力发育。因此予以配镜处方，OD +26.00 D，OS +2.50 D。

3. 弱视治疗

每天遮盖左眼 1 小时。患儿能配合且皮肤对眼贴无过敏等不适反应时，可使用眼贴遮盖左眼，如果出现过敏等反应则改用眼罩，并建议患儿家属做好每天的遮盖时间记录。

4. 随访

1 个月后复诊。

治疗与随访 1

术后第 35 天，已在白内障专科拆除右眼角膜缝线 1 周。患儿家属诉患儿在遮盖左眼时，会有哭闹情绪。

【眼科检查】

检查项目	主要内容	
	OD（D）	OS（D）
未矫正视力 定性检查	仍无法注视视标	能稳定注视、跟随和追踪光源
检影验光	+22.0 D	+2.5 D
角膜曲率	7.74/7.99	7.65/7.84
角膜映光法检查	右眼远距、近距均为 +15°	
眼球运动	右眼眼球水平震颤，且遮盖左眼后，眼球震颤更加明显，呈大幅度、低频率震颤	
裂隙灯检查	右眼结膜无充血，角膜透明，角膜缝线已拆，前房深清，虹膜纹理清，瞳孔药物性散大约 5 mm，无晶状体，中央后囊膜缺如，玻璃体透明	

【康复】

1. 屈光矫正

采用硬性角膜接触镜（rigid gas permeable contact lens，RGP）和框架眼镜联合的方式进行屈光矫正。患儿双眼高度屈光参差，RGP是屈光矫正最优选择，此时患儿角膜缝线已拆除，眼表状况良好，适合配戴 RGP。患儿右眼检影验光度数为 +22.00 D，由于镜眼距离的存在，RGP 度数约为 +29.00 D（按照镜眼距离 12 mm 换算，但实际上婴儿的镜眼距离会低于 12 mm）。由于目前国内 RGP 定制最高度数为 +25.00 D，因此配戴 +25.00 D 的 RGP 后还会残留部分远视，采用框架眼镜进行补充。在配戴 RGP 的基础上进行戴镜验光，右眼残留远视度数为 +3.00 D，考虑到患儿中近距离视觉需求，给予 +5.00 D 附加框架眼镜，左眼度数仍为 +2.50 D。原 +26.00 D 框架眼镜作为备用眼镜。

2. 弱视治疗

遮盖左眼。由于使用眼罩遮盖时，患儿右眼眼球震颤增加，并且 1 个月后复查无改善。此时，更改为：患儿配戴 RGP+ 附加框架眼镜时使用压抑膜遮盖左眼，压抑膜程度为光感（light peception，LP 仅能透光）。每天遮盖 1 小时，分别记录每日 RGP 配戴时间和遮盖时间（图 15-1）。

日期	眼镜	RGP	遮盖（眼贴）	遮盖（布/膜）	未遮盖	裸

图 15-1　RGP 配戴及遮盖记录

【随访】

RGP 配戴 1 周后复诊。

治疗与随访2

RGP 配戴 1 周，患儿家属已经基本掌握取戴护理的技巧和方法。家长诉患儿遮盖左眼不再哭闹，但取戴 RGP 必须在患儿睡眠状态下。

【眼科检查】

检查项目	主要内容	
	OD（D）	OS（D）
未矫正视力 定性检查	压抑膜遮盖左眼情况下，右眼可以注视笔灯	4.1（0.13 利用 Lea gratings（图 15-2），优先注视法，可以定量查出患儿的条栅视力）

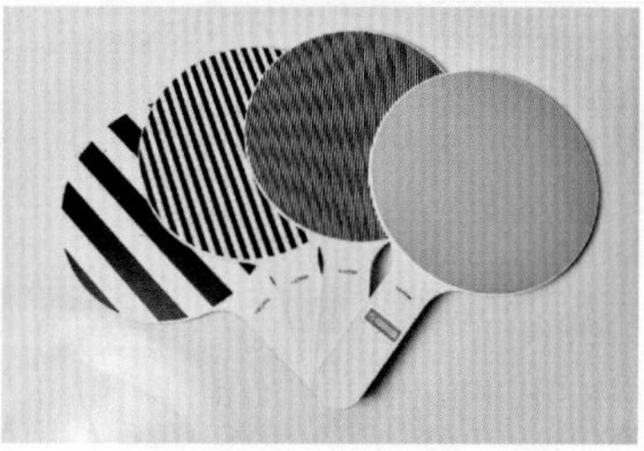

图 15-2　Lea gratings

检影验光	+3.0 D	+2.5 D
角膜映光法检查	右眼远距、近距均为 +10°，斜视度较前有所减轻	
眼球运动	右眼轻微眼球震颤	
裂隙灯检查	右眼眼睑形态正常，结膜无充血，角膜透明，前房深清，虹膜纹理清，瞳孔散大约 5 mm，无晶状体，中央后囊膜缺如，玻璃体透明。眼底无异常，左眼同前。	
配戴 RGP 后荧光染色后评估	右眼镜片位置居中，覆盖度和活动度良好	

注：检影验光是在配戴 RGP 基础上进行。

【康复】

维持之前屈光矫正和弱视康复方案不变。

【随访】

建议 1 个月后随访。

治疗与随访 3

白内障术后 4 个月，RGP 配戴 3 个月（由于疫情关系，患者家属推迟了复诊时间）患儿家长诉，患儿遮盖左眼后能较为准确伸手抓取眼前物体。

【眼科检查】

检查项目	主要内容
BCVA	OD 3.5（0.03 优先注视法），眼球震颤较前明显减轻，呈小幅度、低频率震颤。OS 0.26（优先注视法）
检影验光	OD+21.0 D OS+2.5 D；配戴 RGP 基础上检影验光：OD +2.00 D
HT	OD +10° @ N&D
CT	OD 内→外
配戴 RGP 后荧光染色后评估	镜片位置居中，覆盖度良好，活动度尚可。
裂隙灯检查	同前
眼底检查	同前

【康复】

1. 屈光矫正

患儿右眼屈光度数降低至 +21.0 D，给予更换备用框架眼镜，在实际屈光不正基础上远视过矫 2.0 D，处方为 OD +23.0 D，OS +2.5 D；更换配戴 RGP 时的附加框架眼镜，右眼处方较前降低，具体为 OD +4.0 D，OS+2.5 D。

2. 弱视治疗

配戴 RGP+ 附加框架眼镜时使用压抑膜（LP）遮盖左眼，遮盖左眼时间增加至 4～6 h/d，继续记录每日 RGP 配戴时间和遮盖时间。

【随访】

2 个月后复诊。

病例 2

【基本信息】

患儿，男性，5 周岁。

主诉： 右眼白内障术后 1 天要求康复治疗。

现病史： 1 天前患儿因 "右眼先天性白内障" 于本院行 "右眼微切口白内障超声乳化吸除 + 人工晶体植入 + 前段玻璃体切割术"，术后恢复可。为术后视力恢复，出院前至低视力与视觉康复中心就诊。

发病以来，患儿神志清，精神可，生命体征平稳，二便正常。

既往史： 患儿既往体健，足月顺产，无吸氧史。否认药物过敏史，否认眼部及其他全身手术病史。

【体格检查】

体健，全身及一般状态良好。

【眼科检查】

检查项目		主要内容		
		OD（D）	OS（D）	OU（D）
未矫正视力	远距	4.1（0.12）	4.8（0.6）	4.8（0.6）
	近距	4.0（0.10）	4.8（0.6）	4.8（0.6）
检影验光		+2.00/−1.25×175 = 4.1（0.12）	+1.75/−0.50×180 = 4.9（0.8）	
眼压		14.0 mmHg	14.2 mmHg	
对比视野		未见明显异常（患儿配合度欠佳）	未见明显异常（患儿配合度欠佳）	
角膜映光法检查		远距、近距均为 −15°		
裂隙灯检查		双眼眼睑形态正常，启闭可。右眼结膜充血，角膜轻度水肿，主侧切口角膜缝线在位，前房深清，虹膜纹理清，瞳孔散大约 5 mm，人工晶状体在位，中央后囊膜缺如，玻璃体透明。左眼结膜无充血，角膜透明，前房深清，虹膜纹理清，瞳孔圆，对光反射正常，晶状体及玻璃体透明		
眼底检查		右眼视盘界清色红，稍倾斜，C/D 约 0.4；左眼视盘界清色红，C/D 约 0.2；双眼血管走行可，动静脉比约 2∶3，黄斑反光存在，后极部网膜平伏（图 15-3）		

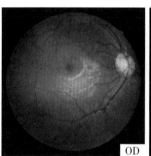
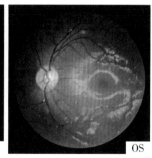

图 15-3　双眼眼底照相检查（2019 年 6 月 30 日）

【特殊检查】

（1）OCT：双眼黄斑区各层形态基本可（图 15-4）。

（2）眼轴长度：OD 23.10 mm，OS 22.17 mm。

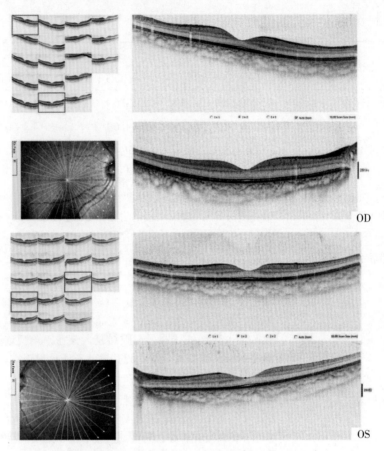

图 15-4　双眼眼底 OCT（2019 年 6 月 30 日）

【诊断】

①右眼人工晶状体眼；②右眼先天性白内障（术后）；③右眼形觉剥夺性弱视；④右眼知觉性外斜视；⑤左眼屈光不正。

【治疗】

患儿右眼术后 1 天，角膜轻度水肿，叮嘱其继续抗炎，预防感染治疗，待角膜水肿痊愈后复查配镜。

【康复】

1. 解释病情及康复计划

与患儿家属沟通，术后视力康复过程的漫长及重要性，帮助患儿家属建立信心。

2. 屈光矫正

患儿 5 周岁，术中已一期植入人工晶状体，术后表现为轻度远视状态。同时考虑患者术后 1 天角膜轻度水肿，度数存在波动可能，待角膜水肿好转后再配镜。

【随访】

1 周后复诊。

治疗与随访

患者术后随访依从性佳，随访密切次数较多，随访部分仅分享康复方案调整的记录。

白内障术后 1 周

【眼科检查】

检查项目		主要内容		
		OD（D）	OS（D）	OU（D）
未矫正视力	远距	4.1（0.12）	4.8（0.6）	4.8（0.6）
检影验光	小瞳孔下	+2.50/−1.25×175 = 4.2（0.15）	+1.75/−0.50×180 = 4.9（0.8）	
	睫状肌麻痹后		+3.75/−0.50×180 = 4.9（0.8）	
眼压		12.0 mmHg	11.4 mmHg	
注视性质		双眼中心注视		
角膜映光法检查		近距和远距均为 −15°		
裂隙灯检查		右眼结膜无充血，角膜透明，前房深清，虹膜纹理清，瞳孔药物性散大约 5 mm，人工晶状体在位，中央后囊膜缺如，玻璃体透明。左眼同前		
眼底检查		双眼眼底同前		

【治疗】

遵循白内障专科医师意见右眼停用部分滴眼液。

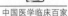
【康复】

1. 屈光矫正

采用框架眼镜进行屈光矫正。患儿右眼检影验光度数为 +2.50/−1.25×175，考虑到患儿近距离视觉需求，给予 +3.00 D 近附加，配戴双光眼镜。左眼处于轻度远视状态，配戴单光眼镜。配镜远用处方 OD 远用 +2.50/−1.25×175 = 4.2（0.15），OD 近用 +5.50/−1.25×175，右眼为双光镜；OS +1.75/−0.50×180 = 4.9（0.8），左眼为单光镜。

2. 遮盖

患者术眼（右眼）视力较差，双眼差异较大，弱视训练方案为眼罩遮盖左眼 6 h/d。

记录每日遮盖时间，便于监督和后期调整方案。

3. 弱视训练

患者右眼术前出现知觉性外斜视，术后视力仍处于较低水平，但右眼注视性质正常，因此建议患儿在近用处方下可以做一些精细视力训练。

【随访】

1 个月后复诊。

术后康复训练 6 个月

家长诉患儿起初拒绝遮盖左眼，给予引导奖励后逐渐能接受，也能完成训练任务。

【眼科检查】

检查项目	主要内容	
	OD（D）	OS（D）
矫正视力	4.7（0.5）	5.0（1.0）
检影验光	+2.00/−1.25×175 = 4.7（0.5）	+1.50/−0.50×180 = 5.0（1.0）@D
双眼眼位	同前	同前

续表

检查项目	主要内容	
	OD（D）	OS（D）
眼压	同前	同前
裂隙灯检查	同前	同前
眼底检查	同前	同前

【特殊检查】

眼轴长度：OD 23.30 mm，OS 22.25 mm。

【康复】

1. 屈光矫正

患者双眼远视度数略下降，检查患者眼镜发现镜片磨损，视轴区有划痕，予以重新配镜。配镜处方为：OD 远用 +2.00/−1.25 × 175 = 4.7（0.5）；OD 近用 +5.00/−1.25 × 175，右眼为双光镜，教会患儿使用双光镜片下方区域看近物；OS +1.50/−0.50 × 180 = 5.0（1.0），左眼为单光镜。

2. 遮盖

因患者右眼矫正视力提高至 4.7（0.5），遮盖时间从原先每天 6 小时减少至 4 小时。

3. 弱视训练

继续在近用处方下做精细视力训练。

【随访】

3 个月后随访。

术后康复训练 9 个月

患儿家长诉患儿目前能完成训练任务。

【眼科检查】

检查项目	主要内容	
	OD（D）	OS（D）
矫正视力	5.0（1.0）	4.8（0.6）
HT	–10～–15°@N&D，偶可保持正位	
双眼同视机检查		
Worth 4 点	3 点 @N&D	
融合功能	检查画片：三小人；融合点：–10°；分开：–6°；集合：无	
立体视	TNO：无；TITMUS：无；OPTEC6500：无；远距随机点：无	
双眼眼位	同前	同前
眼压	同前	同前
眼底检查	同前	同前

【康复】

1. 屈光矫正

患者双眼屈光不正，但未变化，矫正方案同前。

2. 遮盖

患者右眼矫正视力提高至 4.8（0.6），斜视度较前减少，偶可保持正位。左眼改用压抑膜替代眼罩，将左眼矫正视力压抑至右眼同样视力水平（0.6），全时段（除睡眠、短时间不带镜外）压抑左眼。

3. 双眼视训练

开始增加双眼视训练。利用 Block 线训练患者粗略的集合功能及监测抑制。利用实体镜（图 15-5）进行脱抑制和融合训练，结合裂隙尺（图 15-5）使用单孔进行融合训练。考虑患者年龄小，自主学习能力差，第 1 个月采取医院训练模式，每周 5 次，每次 40 分钟。第 2 个月开始以家庭训练为主，医院训练巩固的方式，每周在家训练 4 次，医院训练 1 次，每次 40 分钟。

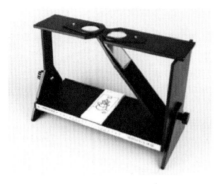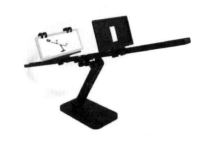

图 15-5　双眼视训练仪器（依次为实体镜、裂隙尺）

【随访】

3 个月后随访。

术后康复训练 1 年

患儿家长诉患儿目前能完成训练任务，但自主性减弱，需要家长不断督促。

【眼科检查】

检查项目	主要内容	
	OD（D）	OS（D）
矫正视力	4.8（0.6）	5.0（1.0）
检影验光	+1.50/−1.25 × 175 = 4.8（0.6）	+1.25/−0.50 × 180 = 5.0（1.0）@D
双眼眼位	同前	同前
双眼融合功能	同前	同前
立体视	同前	同前
眼压	同前	同前
前节	同前	同前
眼底检查	同前	同前

【特殊检查】

眼轴长度：OD 23.50 mm，OS 22.31 mm。

【康复】

1. 屈光矫正

患者双眼远视度数略下降，镜片磨损，调整配镜处方。配镜处方为 OD 远用 +1.50/–1.25 × 175 = 4.8（0.6），OD 近用 +4.50/–1.25 × 175，右眼采用双光镜；OS +1.25/–0.50 × 180 = 5.0（1.0），左眼采用单光镜。

2. 遮盖

患者右眼矫正视力保持在 4.8（0.6），继续采用左眼使用压抑膜方案，方案同前。

3. 双眼视训练

询问患儿后发现患儿自主性减弱，原因是因为训练长时间重复单调，无兴趣。调整训练方式改为具有游戏特点的软件训练，给予脱抑制、同时视、融合和立体视训练，方式上采取家庭训练，每天 1 次。

【随访】

3 个月后随访。

术后康复训练 2 年

患儿家长诉患儿目前能完成弱视训练任务，自主性提高。

【眼科检查】

检查项目	主要内容	
	OD（D）	OS（D）
矫正视力	4.9（0.8）	5.0（1.0）
检影验光	+0.50/–1.25 × 175 = 4.9（0.8）	+0.50/–0.50 × 180 = 5.0（1.0）@D
同视机检查		
Worth 4 点	5 点 @N&D	
融合功能	检查画片：三小人；融合点：–7°；分开：–5°；集合：+3°	
立体视	TNO：无；TITMUS：无；OPTEC6500：无；远距随机点：无	
双眼眼位	同前	同前
前节	同前	同前
眼底检查	同前	同前

【特殊检查】

眼轴长度：OD 24.05 mm，OS 22.88 mm；

【康复】

1. 屈光矫正

患者双眼远视度数下降，镜片磨损，调整配镜处方。配镜处方为 OD 远用 +0.50/–1.25 × 175 = 4.9（0.8），OD 近用 +3.50/–1.25 × 175，右眼采用双光镜；OS +0.50/–0.50 × 180 = 5.0（1.0），左眼采用单光镜。

2. 弱视及双眼视训练

患者经过 2 年的弱视和双眼视训练，右眼矫正视力从 4.2（0.15）提高至 4.9（0.8）。近 1 年右眼矫正视力无提高。此外双眼视训练后，患者从抑制状态到出现双眼同时视，但依然没有立体视，建议患者行斜视手术治疗。

【随访】

斜视术后随访。

白内障术后 28 个月，斜视术后 3 个月

患者 3 个月前于本院行右眼外直肌调整缝线后退术 + 右眼内直肌缩短术，手术顺利。术后继续双行眼视训练。

【眼科检查】

检查项目	主要内容	
	OD（D）	OS（D）
矫正视力	5.0（1.0）	
检影验光	+0.50/–1.25 × 175 = 1.0	+0.50/–0.50 × 180 = 1.0@D
HT	正位 @ N&D；（图 15–6）	
同视机检查		
Worth 4 点	4 点 @N&D	
融合功能	检查画片：三小人；融合点：–2°；分开：–12°；集合：+10°	

续表

检查项目	主要内容	
	OD（D）	OS（D）
立体视	TNO：240″；TITMUS：200″；OPTEC6500：100″；远距随机点：200″；	
双眼眼位	同前	同前
前节	同前	同前
眼底检查	同前	同前

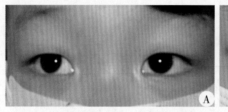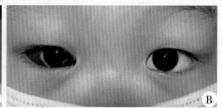

A. 斜视术前 1 天，2021 年 8 月 8 日；B. 术后第 1 天，2021 年 8 月 9 日。

图 15-6　眼位检查

【康复】

1. 屈光矫正

方案同前。

2. 遮盖和弱视训练

患者目前双眼矫正视力相同，无须遮盖和弱视训练。

3. 双眼视训练

继续予以软件巩固在家训练，频率为每两天 1 次。

【随访】

3 个月后随访。

病例分析

【病例特点】

病例 1 为婴儿男性，4 月龄，患儿单眼白内障术后 1 天，无晶体眼。右眼内斜 +15°，伴眼球震颤。

病例 2 为幼儿男性，5 周岁，患儿单眼白内障术后 1 天，人工晶状体植入术后。右眼外斜 −15°，无眼球震颤。

【诊断思路】

两个病例中具有明确的白内障病史及手术史，诊断十分明确。但需要注意的是，白内障术后还应该进一步行详细的眼底检查，排除其他眼底疾病，为后续的视觉康复提供信心。

【治疗思路】

两个病例中，患儿均单眼具有致密的白内障，病例 1 已导致明显眼球震颤及内斜视，病例 2 已导致明显的外斜视。手术治疗是第一步，也是非常必要的第一步治疗方案。术后需要密切随访，预防感染及其他各种并发症。

【康复思路】

1. 建立一套适合不同年龄的视力检查方法

视力是婴幼儿及儿童康复训练的关键指标，视力的高低决定了是否需要遮盖、遮盖的时间、何时停止遮盖，双眼之间的视力差值决定何时开始双眼视功能训练、何时停止训练等。但这些幼龄的患儿往往不能很好的配合检查，并且交流困难，使得实际工作难以开展，解决这一问题的关键是建立一套适合不同年龄的视力检查方法。

对于 2 个月以内的婴儿可以采用定性评估的方法，如瞳孔对光反射、对视标的注视 – 跟随 – 维持功能、对遮盖的反应等。这个时期的婴儿若视功能正常的话，瞳孔对光反射灵敏快速，并且随着手电筒的光而移动其头部和眼。也可交替遮盖婴儿两眼，观察其反应。遮盖婴儿视力较好的眼睛，婴儿会有哭闹的行为，会使劲将遮挡的手移开；而遮盖视力较差的眼睛，婴儿可能无明显哭闹等烦躁行为，视动性眼球震颤是常见的客观检查方法之一。可粗略测定 4～6 月龄婴儿的视力。对于 4 个月到 2 岁半的幼儿，可使用优先注视法检查

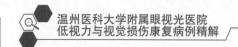

其视力，常用的检查方法包括 Cardiff 视力表和 Teller 视力卡。

2 岁半以后可尝试使用查主观视力，使用图形视标、数字视标和 E 视标等。实践证明，对 2 岁半的幼儿可以选用 Lea 图形视力表，并采用匹配法，可准确地检查其视力。大于 3 岁的幼儿，也可尝试查 E 视标视力，若患儿不理解可先进行教学。一般 3 岁以上的小孩能够理解并配合，如果无法配合则使用图形或者数字视力表。

2. 合适的屈光矫正是先天性白内障儿童视觉康复的基础，需要满足以下原则

（1）越早越好

目前白内障手术的创伤都非常小，术后第 2 天，大多数患儿角膜已经透明无水肿。病例 1 患儿为无晶体眼，表现为高度远视，因此术后第 2 天即可以立即配镜。尽管该患儿双眼屈光度差异巨大，双眼间存在严重的不等像，健眼会对手术眼的像进行抑制，但手术眼戴镜后遮盖健眼时，手术眼可以获得一定距离的聚焦，视觉效果优于不矫正。此外，年龄越小，屈光矫正的意义越大，此后康复的可能性也越高。病例 2 患儿术中已一期植入人工晶状体，表现为低度远视，术后 1 周即配镜。

（2）选择合适的屈光矫正方式

对于双眼白内障术后，通常更多医师和家庭选择框架眼镜。框架眼镜的治疗价格相对便宜，验配相对容易；但框架眼镜存在厚重、像差较大、双眼不等像、棱镜效应、视野缩小等问题。

对于单眼白内障，尤其是未植入晶体之前的婴幼儿。单眼高度远视，RGP 是首选。RGP 使单眼无晶状体眼患儿双眼间不等像差缩小，促进双眼单视功能及融合功能发育。先天性白内障还容易出现婴儿眼球震颤，部分婴幼儿配戴 RGP 可以减轻眼球震颤。但 RGP 验配和配戴对医师、婴幼儿及其家庭都十分有挑战，需要有经验的医师验配和指导患儿家属。在实际应用过程中，患儿家属可能由于各种各样的原因，婴幼儿都难以达到全天配戴 RGP。因此，医师应该告诉患者基本的配戴原则：第一，是尽可能配戴 RGP，以减少双眼因不等像带来的竞争；第二，若实在没有条件配戴 RGP 时，也应该配戴框架眼镜；第三，若患者 1 天当中部分时间配戴 RGP，部分时间配戴框架眼镜，则应该在配戴框架眼镜时进行相应时间的遮盖。

对于人工晶体植入术后的患儿，往往表现中度或轻度远视，因框架眼镜配戴方便尤其是可制作成双光镜，故首选框架眼镜。此时医师需要指导患儿使用双光镜下方区域看近物。若框架眼镜矫正效果不佳，可考虑远视度数的软性接触镜结合框架眼镜使用。软镜也需要有经验的医师验配和指导患儿家属配戴。

（3）精准的屈光度数

由于婴幼儿的屈光检查配合度比较低，往往难以获得十分精确的屈光度数。但经验丰富的儿童视光医师仍然有一些小技巧。如婴幼儿鼻梁低平，会十分抗拒配戴试镜架。可以给婴幼儿配戴事先已经加工好约 20.00 D 的远视眼镜。然后再利用排镜（图 15-7）做戴镜验光，检出残余度数。一方面，患儿会更加舒适；另一方面也会减少镜眼距离带来的误差。必要的时候，可以在患儿熟睡或麻醉状态下获得精准的屈光度数。

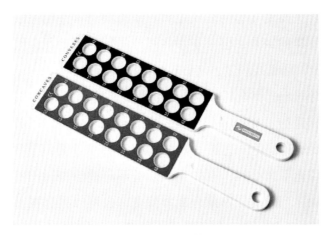

图 15-7　排镜

在获得精准屈光度的基础上，还要根据患儿的年龄和视力，通常远视过矫，确保患儿总有一个较为清晰和聚焦的注视距离。通常 18 个月以内，远视过矫 2 D；18～36 个月，远视过矫 1 D。到 3 岁左右，可以使用双光镜。对于视力恢复较好，理解能力较高的孩子，到学龄期以后可以考虑使用渐变多焦点镜片。双光镜的近附加通常可以做到 +3.0 D。对于学龄期的孩子，矫正视力不能满足近距离需求时，有时候可以给予其单独的近用处方，近附加可以更高。

（4）密切关注屈光度数变化

白内障术后患儿存在近视化进程，需要定期复核屈光度数的变化，及时调整配镜处方。随访过程中远视度数有所降低时，原远用眼镜有时可作为近用眼镜。同时可定期检查眼轴长度，作为检测指标之一。

3. 遮盖

目前来说，尽管有很多研究提出新的弱视治疗思路，如知觉学习。但对于单眼白内障术后的孩子，遮盖仍然是临床应用最广泛最传统的提高弱视眼视力的有效方式。

临床遮盖的工具，通常有眼罩、眼贴、压抑膜，近年来也有一些电子自动遮盖眼镜。眼罩不接触皮肤，但婴幼儿容易抓走眼镜，使得不仅没有遮盖，还没有得到屈光矫正；眼贴婴幼儿通常不容易取掉，但有些婴幼儿容易皮肤过敏。压抑膜通常是贴在眼镜上，具有和眼罩一样的缺点，但对于一些眼球震颤的婴幼儿，因为被遮盖眼也可以接收到光线刺激，能够较好地维持眼位。

遮盖时间上，年纪越小的婴儿，越需要防止遮盖性弱视的发生。研究发现，遮盖健眼时间每天 4 小时优于每天遮盖 2 小时。对于 8 个月以上婴幼儿，建议遮盖一半的清醒时间，8 个月以下的婴儿，有的研究建议遮盖 1 小时，有的建议遮盖不超过清醒时间的一半。随着年龄增加，当幼儿能够配合视力检查，也可以根据视力状态来确定遮盖时间，并随时关注好眼的视力状况。

4. 视觉训练

通常患儿在 3 周岁以后才能配合进行视觉训练。此时，患儿通常已经植入人工晶体。有经验的手术医师，会根据双眼的屈光度、眼轴长度、年龄等因素综合考虑，预留一定的远视度数。多数患儿此时术眼配戴双光镜。前期可以进行一些简单的弱视训练，如传统的红光闪烁、精细训练。如果存在偏心注视，可以考虑光刷及后像训练。当患儿能够配合状态下，可以进行双眼的视觉功能评估，包括双眼不等像、有无明显的复视或抑制、融像能力及立体视等，并根据评估后的能力进行双眼视训练。由于传统弱视训练及双眼视训练，儿童的依从性可能较弱，近年来也有不少商业化产品，利用游戏程序、虚拟现实设备等进行视觉训练，大大提高了患儿训练的依从性，但有效性还有待高质量的临床研究证实。在训练方式上可采用医院训练和家庭训练相结合，前期以医院训练为主，培养良好的训练方式和习惯，待患儿配合较好后以家庭训练为主，医院训练定期巩固纠错。

5. 斜视手术治疗

部分白内障患者会合并斜视或眼球震颤。对于白内障术后弱视合并斜视的患者原则上先治疗弱视，根据双眼视力差异、双眼视功能等综合考虑手术治疗。对于角度小且有变动的间歇性斜视可暂缓，可通过训练观察斜视角度能否减少，若斜视角度逐渐加大再手术。对于大度数的斜视要先矫正斜视，否则斜视眼无法注视，视力提高也较困难。但对于合并有眼内其他疾病导致视力极低，视力恢复可能小，手术虽能解决外观问题，但需强调术后会出现继发性外斜视。

6. 鼓励和随访

不断地鼓励、支持孩子和家属，是获得较好治疗效果的重要因素之一。由于先天性白内障术后视觉康复的周期较长，患儿及家属常常容易失去信心，从而放弃治疗，使得长远康复率降低。尤其是单眼白内障术后，往往面临 RGP 配戴、遮盖等系列具有挑战的事情。当患儿的视力有所提高时，需要及时表扬、鼓励；当患儿的视力没能提高，需要帮助其分析原因，提供支持。可借助"先白日记"记录视觉训练情况，包括训练项目和具体起止时间，令患者家属和医师双方都对训练方案执行情况了然于胸。

对于这部分患者的治疗不光是技术上的支持，还应该有心理上

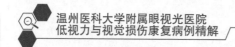

的支持。加强个案管理、建立医患双方友好的关系和必要的心理康复有助于提高康复疗效。可借助微信、QQ 等即时通信软件加强患者家属和医师之间、患者家属和家属之间的沟通，及时反馈训练情况并予以调整。患者本人和医师之间建立友好的关系对于患者的康复也至关重要，可通过"适儿化"改造布置儿童友好就诊环境，准备儿童喜欢的食物和小玩具进行奖励，令患者喜欢见到医师，期待见到医师。另外，密切随访十分重要，错过治疗的关键期，后续提高就会十分困难。加强随访能够提高家长的重视程度，也能够增强医师和孩子、家长的信任度及依从性。

📖 疾病介绍

先天性白内障是造成儿童失明和弱视的重要原因之一，其发病率为 0.01% ～ 0.06%，占儿童盲的 10% ～ 38%。目前眼科界的共识是对于多数先天性白内障患儿要尽早诊断、早治疗，但具体手术时机还要结合患儿实际的白内障程度、位置、单 / 双眼、有无斜视、有无眼球震颤、屈光状态等因素综合判断。术后无晶状体眼呈高度远视状态，及时、有效的屈光矫正是重建视觉、治疗弱视的关键。目前常用的屈光矫正方法主要包括框架眼镜、角膜接触镜、人工晶状体（intraocular lens，IOL）植入术等。

目前 2 岁左右的先天性白内障患儿植入 IOL 已经被普遍认可。2 岁之前植入 IOL 可以同时屈光矫正，但术后后发障发生率高、容易产生炎症反应及较大的近视漂移。美国婴儿无晶状体眼治疗研究组（Infantile Aphakia Treatment Study，IATS）调查了 1 ～ 6 个月的先天性白内障患儿 114 名，发现 1 岁时，植入 IOL 组的患儿和配戴 RGP 的患儿条栅视力无明显差异，但植入 IOL 的患儿术后并发症明显增加且需要接受更多的内眼手术来进行后续治疗。但随着白内障手术技巧的发展和医师本身对疾病认识的提高，也有不少临床有丰富手术经验的医师在患儿1～2岁期间，同时行白内障摘除和人工晶体植入手术，既避免了患儿接受二次手术，也取得了较好的康复效果。所以对于2岁之前先天性白内障术后是否同时植入人工晶体仍有争议，需要综合考虑患儿眼球的发育及较为依赖临床医师的手术技巧和方式。

另外，需要认识到，手术的成功为先天性白内障儿童提供了重新获得视觉能力的机会，但要抓住该机会，术后的屈光矫正和视觉训练也是成功的关键因素。没有适当的屈光矫正和康复训练，患儿依然可能处于弱视状态，并错过良好的治疗时机。

参考文献

1. CILBERT C，FOSTER A. Childhood blindness in the context of VISION 2020-the right to sight. Bull World Health Organ，2001，79：227-232.

2. WILSON M E，PANDEY S K，THAKUR J. Paediatric cataract blindness in the developing world：surgical techniques and intraocular lenses in the new millennium. Br J Ophthalmol，2003，87：14-19.

3. Infant Aphakia Treatment Study Growp，LAMBERT S R，LYNN M J，et al. Comparison of contact lens and intraocular lens correction of monocular aphakia during infancy：a randomized clinical trial of HOTV optotype acuity at age 4.5 years and clinical findings at age 5 years. JAMA Ophthalmol，2014，132（6）：676-682.

4. DREWS-BOTSCH C，CELANO M，COTSONIS G，et al. Association between occlusion therapy and optotype visual acuity in children using data from the infant aphakia treatment study：a secondary analysis of a randomized clinical trial. JAMA Ophthalmol，2016. 134（8）：863-869.

5. REPKA M X. Visual rehabilitation in pediatric aphakia. Dev Ophthalmol，2016. 57：49-68.

6. CROMELIN C H，DREWS-BOTSCH C，RUSSELL B，et al. Association of contact lens adherence with visual outcome in the infant aphakia treatment study：a secondary analysis of a randomized clinical trial. JAMA Ophthalmol，2018. 136（3）：279-285.

（邓如芝　林娜　陈碧池　整理）

病例 16
巩膜镜在圆锥角膜中的视觉康复应用

病历摘要

【基本信息】

患者，男性，38岁。

主诉： 双眼视力进行性下降1年余。

现病史： 患者10年前诊断为双眼圆锥角膜，并行"左眼穿透性角膜移植术"。3年前，右眼曾验配 RGP 角膜接触镜，但无法耐受其异物感，放弃配戴。2年前，行"右眼角膜交联术"。现觉双眼视力逐渐下降1年余，要求进一步就诊。

【体格检查】

全身及一般状态良好。

笔记

【专科检查】

检查项目	主要内容	
	OD（D）	OS（D）
原远用视力	4.0（0.1）	4.5（0.5）
主觉验光	−21.00/−4.00×80 = 4.5（0.3）	−6.00/−5.00×100 = 4.8（0.6）
眼压	12.5 mmHg	12.6 mmHg
角膜映光法检查	远距、近距均正位	
遮盖试验	远距、近距均正位	
眼球运动	SAFE	
裂隙灯检查	双眼眼睑形态正常，启闭可，结膜无充血，右眼角膜薄翳，锥形前突，前房深清，虹膜纹理清，瞳孔圆，对光反射正常，晶状体及玻璃体透明。左眼角膜移植片中央区透明，中周边角膜薄翳，前房深清，虹膜纹理清，瞳孔圆，对光反射正常，晶状体及玻璃体透明。	
眼底检查	双眼视盘界清色红，C/D 约 0.3，血管走行可，动静脉比约 2∶3，黄斑反光存在，后极部网膜平伏	

【特殊检查】

（1）角膜地形图（图 16-1）。

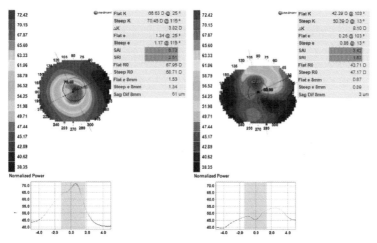

图 16-1 双眼角膜地形图

（2）眼轴长度：OD 24.78 mm；OS 24.56 mm。

【诊断】

①双眼屈光不正；②双眼圆锥角膜；③左眼角膜移植术后。

【治疗】

患者左眼角膜移植已经 10 年，角膜透明且状态稳定。右眼角膜锥形凸起，已经于 2 年前行角膜交联术。目前患者不需要进一步手术治疗，可考虑选择合适的屈光矫正。

【康复】

1. 康复需求评估

患者期望单眼矫正视力达到 5.0，能够满足考取驾照要求。

2. 解释病情和康复计划

由于圆锥角膜是一种双眼缓慢进展的疾病，告知患者需要定期 3～6 个月复诊，若病情有进展，屈光矫正不能有效提高视力，可考虑角膜移植。目前主要考虑接触镜提高视力，需要按照接触镜护理和随访要求进行随访。

3. 屈光矫正

右眼由于存在角膜中央区的锥形凸起，造成屈光状态呈现高度近视。且矫正视力无法满足患者需求。RGP 患者无法耐受，因此优先选择巩膜镜。巩膜镜由于其超大的泪液储存空间，可以矫正角膜不规则散光，同时着陆在巩膜，使得舒适度大大提高。

巩膜镜的验配通常需要评估：镜片的覆盖度；镜片的矢高高度（中央及周边）；镜片周边着陆区是否对结膜有显著压迫。以下以右眼为例介绍巩膜镜验配的基本要素。

（1）镜片的覆盖度：从图中可以看出双眼镜片直径超过角巩膜缘 1～2 mm，能够较为对称地覆盖角膜（图 16-2）。

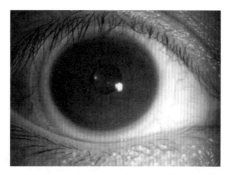

图 16-2 右眼眼前节配戴巩膜镜后

（2）镜片的矢高：镜片的矢高是通过评估镜片与角膜之间的镜下液厚度来判断矢高是否合理。通常理想的镜下液厚度为 150～300 μm。可以通过裂隙灯观察（图 16-3），也可以利用眼前节 OCT 检查（图 16-4）。

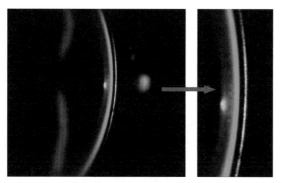

镜片与角膜之间的泪液通过荧光染色，可在裂隙灯下被观察到，根据角膜和镜片的厚度，可以大致推测镜下液厚度约为 400 μm。

图 16-3 通过裂隙灯观察镜下液厚度

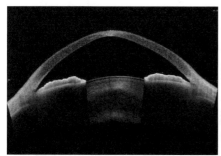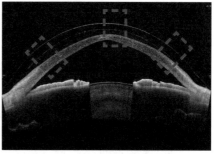

左侧为眼前节 OCT 检查，右侧为配戴巩膜镜后 OCT 检查。利用 OCT 可以测量出中央镜下液厚度为 300～400 μm，其中最薄的位置为 312 μm。周边镜下液厚度 50～200 μm。

图 16-4 右眼眼前节 OCT 检查

由于巩膜镜通常在患者结膜上着陆，随着配戴时间延长，其会出现镜片下沉，镜下液厚度也会逐渐降低。该患者初始镜片镜下液厚度最薄处为 312 μm，随着配戴时间延长，4 小时后下降到 240 μm（图 16-5）。此时为理想的镜下液厚度。

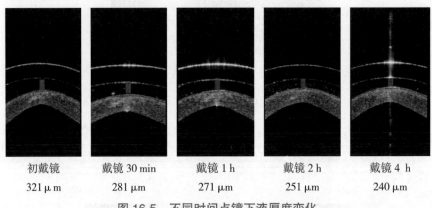

初戴镜	戴镜 30 min	戴镜 1 h	戴镜 2 h	戴镜 4 h
321 μm	281 μm	271 μm	251 μm	240 μm

图 16-5　不同时间点镜下液厚度变化

（3）镜片周边着陆区：镜片在巩膜着陆，理想状态下应该与巩膜平行匹配，以不压迫结膜血管。若有压迫，可以适当抬高镜片边缘（图 16-6）。

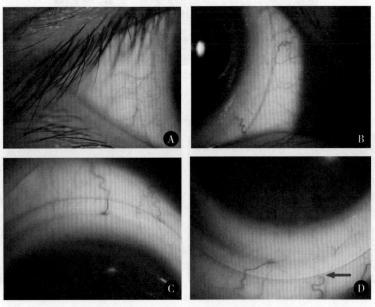

A. 颞侧；B. 鼻侧；C. 上方；D. 下方，箭头位置为结膜血管被压迫。

图 16-6　镜片周边着陆区

在选择好合适的镜片参数后，需要在配戴巩膜镜的基础上做戴镜验光，检查其残余的屈光度数，再计算得出实际巩膜镜配戴的屈光度。患者配戴巩膜镜后，视力可以达到 5.0。

病例分析

【病例特点】

（1）青年男性，双眼圆锥角膜 15 年。

（2）近 1 年逐渐出现视力进一步下降。

（3）专科检查发现主觉验光矫正视力不佳。

（4）角膜地形图检查提示双眼角膜不规则散光，角膜厚度偏薄。

【诊断思路】

原发性圆锥角膜通常需要和继发圆锥角膜、球形角膜等疾病进行鉴别诊断。

1. 继发性圆锥角膜

通常发生于屈光手术后数天至数年，平均约 15 个月。为渐进性裸眼视力及矫正视力下降，近视球镜与散光度增加，角膜地形图中央区及偏下方异常隆起，对应区域角膜变薄，可能由于术前隐匿性圆锥角膜、术后残留角膜基质床过薄等因素引起。

2. 球形角膜

角膜整体变薄以周边部为重，球状隆起。该疾病为常染色体隐性遗传，双眼发病，可合并有蓝色巩膜，部分患者可见到手和踝关节过伸。

本病例中，有明确的诊断病史，视力康复的重点在于屈光矫正。

【治疗及康复思路】

（1）对于早期圆锥角膜，可以验配框架眼镜

当配戴框架眼镜，患者不能获得满意视力的，建议配戴硬性透

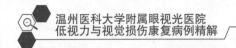

气性角膜接触镜。

（2）对于框架眼镜和常规角膜接触镜都不能获得满意矫正视力者，或者不能耐受 RGP 异物感者，考虑验配巩膜镜。

（3）若验配接触镜后仍然不能到达理想视力，可考虑角膜移植手术。术后可能存在不规则散光，可能还需要术后屈光矫正。对于通过各种方法还处于视觉损伤状态的患者，可以根据需求进行视觉康复。

疾病介绍

圆锥角膜是以角膜扩张，中间变薄向前突出，呈圆锥形为特征的一种眼病。它常常造成高度不规则近视散光，晚期会出现角膜急性水肿，形成瘢痕，视力显著下降。多于青春期发病，缓慢发展。圆锥角膜病因不明，较多学者认为本病为常染色体隐性遗传。组织学上发现圆锥处纤维板层减少，胶原纤维直径并未改变，故认为可能是纤维板层间黏合不够，板层相互滑脱，导致变薄。遗传和变态反应性疾病也是其可能的诱因。圆锥角膜最特征性的体征是出现向前锥状突起的圆锥，角膜基质变薄区在圆锥的顶端最明显。可导致严重的不规则散光和高度近视，视力严重下降。前弹力层可发生自发性破裂而出现角膜水肿，修复后形成瘢痕性混浊。角膜后弹力层破裂可引起急性基质水肿，即急性圆锥角膜，此时视力明显下降。水肿可于 4 个月内吸收，但残留瘢痕组织。非手术治疗包括在疾病的早期可以使用框架眼镜矫正视力，当疾病发展出现高度散光时，可以使用 RGP 矫正视力；若 RGP 也无法矫正视力时，可以使用巩膜镜。手术治疗包括角膜交联术、角膜移植术和角膜基质环手术。

巩膜镜由于不接触角膜，直接着陆于巩膜，在镜片和角膜之间由液体填充，因此在矫正不规则散光上具有较大的优势。同时，还可湿润眼表，对于一些严重干眼具有很好的治疗效果。由于承重点在巩膜，因此舒适度较 RGP 高。巩膜镜和其他接触镜一样，需要专业的护理，也同样具有其他角膜接触镜类似的并发症，如充血、角膜缺氧、感染等。巩膜镜的适应证患者往往角膜存在病变，验配巩膜镜也比其他角膜接触镜更有挑战。

参考文献

1. RATHI V M, MANDATHARA P S, DUMPATI S. Contact lens in keratoconus. Indian J Ophthalmol, 2013, 61（8）: 410-5.

2. DOWNIE L E, LINDSAY R G. Contact lens management of keratoconus. Clin Exp Optom, 2015, 98（4）: 299-311.

（邓如芝　田丽　整理）

病例 17
偏盲患者的视觉康复两例

病历摘要

病例 1

【基本信息】

患者，男性，32 岁。

主诉：双眼左侧视野缩小 2 年。

现病史：患者 2 年前因"颅内血管畸形"于当地医院行颅内手术，具体手术不详，术后患者恢复可。但自觉术后左侧视野缩小，左侧身体容易发生碰撞。就诊于当地医院，视野检查发现双眼同侧偏盲。患者转诊低视力与视觉康复中心，要求进一步诊治。

既往史：否认高血压、糖尿病等病史，否认药物过敏史，2 年前于外院行"颅内血管畸形矫正术"。

发病以来，神志清，精神可，生命体征平稳，二便正常。

【体格检查】

患者全身及一般状态良好。

【眼科检查】

检查项目		主要内容		
		OD（D）	OS（D）	OU（D）
未矫正视力	远距	4.5（0.3）	4.6（0.4）	4.7（0.5）
	近距	4.5（0.3）	4.6（0.4）	4.7（0.5）
主觉验光	远距	−1.75/−0.50×180 = 5.1（1.2）	−1.50DS = 5.1（1.2）	5.1（1.2）
	近距	−1.75/−0.50×180 = 5.1（1.2）	−1.50DS = 5.1（1.2）	5.1（1.2）
眼压		12.1 mmHg	11.0 mmHg	
对比敏感度视力		1.5	1.6	
对比视野		鼻侧视野缩窄	颞侧视野缩窄	
角膜映光法检查		远距、近距均正位		
遮盖试验		远距、近距均正位		
眼球运动		SAFE		
裂隙灯检查		双眼眼睑形态正常，启闭可，结膜清，角膜透明，前房深清，虹膜纹理清，瞳孔圆，对光反射正常，晶状体透明		
眼底检查		双眼视盘界清色红，C/D 约 0.3，血管走行可，动静脉比约 2∶3，黄斑反光存在，后极部网膜平伏		

【特殊检查】

视野检查提示双眼左侧视野缺损，见图 17-1。

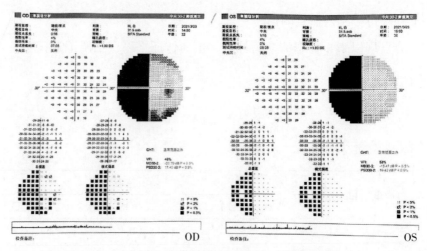

图 17-1　双眼电脑视野计检查报告（左侧偏盲）

【诊断】

①双眼左侧偏盲；②颅内血管畸形术后；③双眼屈光不正。

【治疗】

已行颅内手术，术后无并发症，神经外科定期随访。

【康复】

1. 介绍病况

向患者解释疾病特点及左侧身体容易出现碰撞的原因。

2. 屈光矫正

患者裸眼视力右眼 4.5（0.3），左眼 4.6（0.4），戴镜可矫正至双眼 5.1（1.2），予以试戴眼镜后自觉视物更清晰舒适，故予以 OD −1.75 DS/−0.50 DC × 180，OS −1.50 DS 验配眼镜。

3. 定制棱镜

解释棱镜的作用，告知患者使用棱镜伴随着像混淆和清晰度欠佳，以及对镜片外观有一定影响，且经过一段时间适应性训练才能熟练运用周边补偿视野，患者表示可以接受，故予以患者定制棱镜。

（1）清洁眼镜

利用笔灯在镜片上标记出远用瞳孔反光点在镜片上对应的位置。

（2）棱镜定制

取下眼镜，验配模具置于镜片后表面（靠近眼睛一面），确保模具中央红点对准标记好的角膜映光点位置，将模具贴于镜片后表面，并标记好其上下 5 mm 位置，即为上棱镜的下缘和下棱镜的上缘（上下三棱镜相距角膜映光点各 5 mm，两个棱镜相距 10 mm），并确保三棱镜区域在镜框范围内，如图 17-2，黑色区域即为定制的棱镜区。

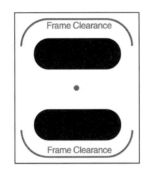

图 17-2　验配模具

（3）夹片式棱镜

对于某些期望只是在特殊情况下使用偏盲棱镜的患者，也可以使用夹片式棱镜，如图 17-3。将夹片夹在患者原来的习惯眼镜上，但需要注意上下棱镜在眼前的位置。

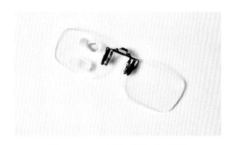

图 17-3　夹片式偏盲棱镜

4. 棱镜使用训练

（1）单眼视野范围确定

正确配戴后，验配人员为患者确定单眼视野范围，即患者感知到余光范围即以手势示意验配人员，验配人员在此基础上开始下一步训练。

（2）静态训练：抓手训练

1）验配人员将自己的手指从患者盲区移至患者视野内。当患者感知到验配人员的手指，即向验配人员示意。

2）验配人员将自己的手指从患者盲区移至患者视野内。当患者感知到验配人员的手指，立即扭头看往验配人员的手指。

3）验配人员将自己的手指从患者盲区移至患者视野内。当患者感知到验配人员的手指时，验配人员鼓励患者在保持头位的状态伸手抓取手指。

4）该阶段训练目标为使得患者可借助偏盲棱镜感知到视野缺损区域的物体、感知物体的位置，并熟练定位，达到手眼协调一致。

（3）动态训练：障碍物训练

1）鼓励患者在无障碍的空旷室内，独立自由走动。

2）当患者可以在空旷室内熟练自由走动后，在场地内放置障碍物，鼓励患者独立自由走动。

3）当患者适应棱镜反射拓宽视野后，鼓励患者在有障碍物的室内场地内沿固定路线走动，增加走路的安全性。

4）当患者在室内环境下可以熟练自由走动后，带领患者来到室外自然环境中进行行走训练，训练过程中培训者注意保护患者安全。

病历摘要

病例2

【基本信息】

患者，男性，37岁。

主诉： 双眼视物模糊2年余。

现病史： 患者2年前无明显诱因下出现双眼视物模糊，无视物变形、眼红眼痛等不适，遂于当地医院就诊，予以验光配镜（双眼矫正视力达5.0）。2年前患者复诊，诉双眼视物重影，结合专科检查诊断为"外斜视，辐辏不足，双眼屈光不正"，给予过矫配镜及双眼功能训练。3个月后，患者因症状无明显好转于我院视觉康复和低视力专科就诊。

既往史：患者既往体健，否认高血压、糖尿病等病史，否认药物过敏史，否认眼部及其他全身手术病史。

【体格检查】

全身及一般状态良好。

【眼科检查】

检查项目		主要内容		
		OD（D）	OS（D）	OU（D）
未矫正视力	远距	4.9（0.8）	4.9（0.8）	4.9（0.8）
	近距	4.9（0.8）	4.9（0.8）	4.9（0.8）
主觉验光	远距	$-/-1.00 \times 50 = 5.0$（1.0）	$+0.50/-1.25 \times 150 = 5.0$（1.0）	5.1（1.2）
	近距	$-/-1.00 \times 50 = 5.0$（1.0）	$+0.50/-1.25 \times 150 = 5.0$（1.0）	5.1（1.2）
眼压		11.5 mmHg	10.2 mmHg	
对比敏感度视力		1.6	1.6	
对比视野		鼻侧视野缩窄	颞侧视野缩窄	
角膜映光法检查		$-15°$		
遮盖试验		远距、近视均为 $-25 \triangle$		
眼球运动		SAFE		
裂隙灯检查		双眼睑形态正常，启闭可，结膜清，角膜透明，前房深清，虹膜纹理清，瞳孔圆，对光反射正常，MG（－），晶状体密度增高，玻璃体絮状混浊		
眼底检查		双眼视盘界清色红，C/D = 0.3，血管走行可，周边视网膜平伏，中心凹反光存在		

【特殊检查】

（1）视野检查（图17-4）：提示双眼左侧偏盲。

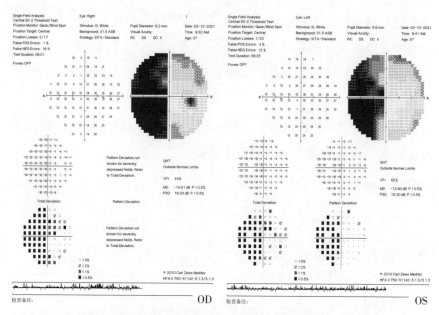

图 17-4　双眼电脑视野计检查报告（2021 年 3 月 10 日）

（2）头颅磁共振（图 17-5）：右侧顶枕颞叶异常信号影。

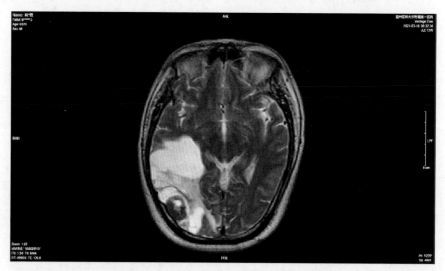

图 17-5　头颅磁共振（2021 年 3 月 16 日）

（3）头颅增强磁共振（图 17-6）：右侧顶枕颞叶多房囊实性占位。

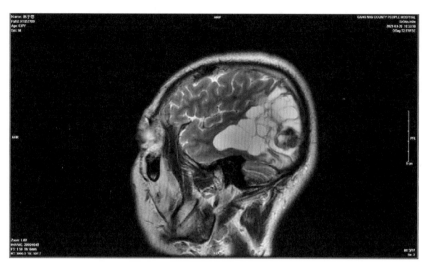

图 17-6　头颅增强磁共振（2021 年 3 月 20 日）

【诊断】

①颅内占位病变；②双眼左侧偏盲；③间歇性外斜视；④双眼屈光不正。

【治疗】

转诊至外院神经外科行神经专科进一步检查和治疗。

【康复】

现阶段无康复方案，告知患者在神经外科专科治疗后根据症状再复诊。

患者随访

患者在神经外科被诊断为神经中轴钙化性假瘤，给予行"右侧颞枕叶占位切除术"。患者术后 10 个月仍觉视物不清，容易碰撞左侧障碍物，影响日常生活，寻求视觉康复。

【体格检查】

全身及一般状态良好。

【眼科检查】

检查项目	主要内容		
	OD（D）	OS（D）	OU（D）
未矫正视力 远距	4.9（0.8）	4.9（0.8）	4.9（0.8）
近距	4.9（0.8）	4.9（0.8）	4.9（0.8）
主觉验光	$-/-1.00 \times 50 = 5.0$（1.0）	$+0.50/-1.25 \times 150 = 5.0$（1.0）	5.1（1.2）
	$-/-1.00 \times 50 = 5.0$（1.0）	$+0.50/-1.25 \times 150 = 5.0$（1.0）	5.1（1.2）
眼压	11.5 mmHg	10.2 mmHg	
对比敏感度视力	1.6	1.6	
对比视野	鼻侧视野缩窄	颞侧视野缩窄	
角膜映光法检查	$-10°$		
遮盖试验	远距、近距均为 $-20 \triangle$		
眼球运动	SAFE		
裂隙灯检查	双眼睑形态正常，启闭可，结膜清，角膜透明，前房深清，虹膜纹理清，瞳孔圆，对光反射正常，MG（−），晶状体密度增高，玻璃体絮状混浊		
眼底检查	双眼视盘界清色红，C/D = 0.3，血管走行可，周边视网膜平伏，中心凹反光存在		

【特殊检查】

（1）眼底全景照相（图 17-7）：豹纹状眼底，余未见明显异常。

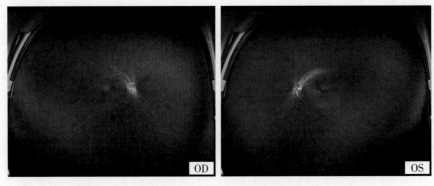

图 17-7　欧宝眼底全景照相（2022 年 1 月 18 日）

（2）眼底黄斑区 OCT（图 17-8）：黄斑各层未见明显异常。

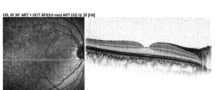
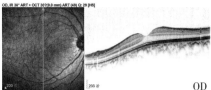
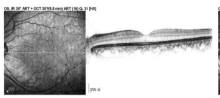
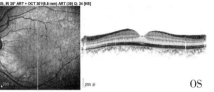

OD

OS

图 17-8   黄斑区 OCT（2022 年 1 月 18 日）

（3）眼底视盘 OCT（图 17-9）：神经纤维层厚度未见明显异常。

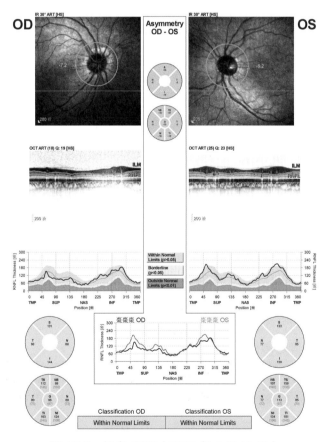

图 17-9   视盘 OCT（2022 年 1 月 18 日）

（4）视野检查（图 17-10）：提示双眼左侧偏盲。

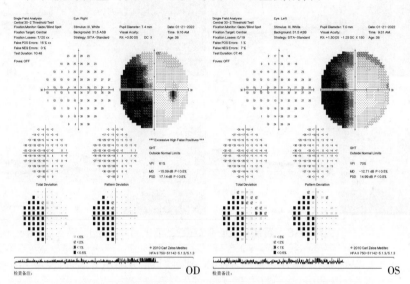

图 17-10 双眼电脑视野计检查报告（2022 年 1 月 21 日）

【诊断】

①神经中轴钙化性假瘤（术后）；②双眼左侧偏盲；③间歇性外斜视；④双眼屈光不正。

【治疗】

已行颅内手术，术后无并发症，神经外科定期随访。

【康复】

1. 向患者解释疾病特点及左侧身体容易出现碰撞的原因

屈光矫正：患者裸眼视力右眼 4.9（0.8），左眼 4.9（0.8），戴镜可矫正至双眼 5.1（1.2），予以试戴眼镜后自觉视物更清晰舒适，故予以 OD –1.00 × 50，OS +0.50/–1.25 × 150 验配眼镜。

2. 为患者定制棱镜

解释棱镜的原理和作用，告知患者使用棱镜伴随着像混淆和清晰度欠佳，以及对镜片外观有一定影响，且经过一段时间适应性训练才能熟练运用周边补偿视野，患者表示可以接受，故予以患者定制棱镜。

定制步骤同病例 1。

病例分析

【病例特点】

（1）病例 1 为青年男性，颅内血管畸形术后双眼同侧偏盲 2 年；病例 2 为中年男性，颅内神经中轴钙化性假瘤术后双眼同侧偏盲 1 年。

（2）专科检查：双眼屈光不正，但矫正视力正常。

（3）特殊检查：视野检查可见双眼左侧视野缺损。

【诊断思路】

病例 1 患者原发疾病为鞍上池区的血管畸形，予以外院行颅内手术，术后自觉左侧视野缩小，左侧身体容易碰撞。该患者主诉明确，结合视野检查诊断为左侧视野偏盲，在患者接受并理解的前提下给予验配棱镜扩充视野。

病例 2 患者中年发病，主诉不典型，特别需要引起注意。该患者反复多次就诊，主诉视物模糊，后偶伴视物重影，予以验光配镜及双眼视功能训练后症状无明显好转。前期漏诊有以下几点可能的原因：①患者主诉视物模糊和视物重影，检查发现有屈光不正和间歇性外斜视，这些症状干扰医师的判断而忽略了隐藏的视功能异常。②有些偏盲患者会以视物模糊为主诉，没有典型的视野缩小的主诉，尤其是一些非完全性偏盲患者，因此对于治疗后症状无明显改善的患者要引起重视，排查其他视功能异常。

对于病例 2 中的患者，需要强调的是，早期诊断对于患者的术后康复十分重要。对于临床上一些出现斜视的成年患者，要务必谨慎，需要排除因为全身因素导致的斜视。同时，还需要强调对比视野检查的重要性。这是常规眼科入门检查的基本项目，患者首次就诊如果进行了全面的入门检查就不会发生漏诊，因此全面的眼科入门检查至关重要。

【治疗思路】

（1）针对原发疾病，需要神经外科进一步检查治疗；对于术后的患者，需在神经外科随访复查。

（2）术后可以口服营养神经的药物。

【康复思路】

1. 跟患者沟通由于偏盲可能带来的危害和风险

同侧偏盲患者由于一侧视野缺损，看不清一半视野，走动时容易出现磕碰现象，造成二次损伤，如过马路时左侧偏盲的患者向左转头只能看到左上方的车辆，而忽略了左下方的车辆（图 17-11），康复主要在于避免危险。

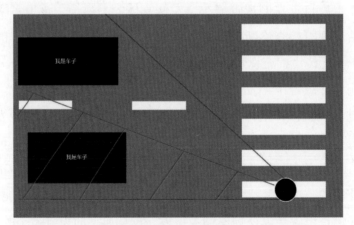

图 17-11　左侧偏盲患者过马路示意（胡囡囡制作）

2. 向患者解释棱镜的原理和作用

棱镜使得视野盲区的物象通过棱镜偏折至正常视野视窗，镜片只是起到辅助作用，让患者意识到盲区存在障碍，从而提高警惕。在实际临床工作中，患者和家属往往存在误区，误以为带上镜片，视野就会恢复。提高患者和家属的认识，正确理解棱镜的作用和建立信心加强训练，有助于增强康复效果。告知患者使用棱镜伴随着像混淆和清晰度欠佳，以及对镜片外观有一定影响，且经过一段时间适应性训练才能熟练运用周边补偿视野。要在患者理解并愿意介绍的前提下，为其定制棱镜。

📖 疾病介绍

由于导致视交叉及视交叉后视觉通路损害的病变多位于鞍区或颅脑视觉皮质，并且病因多样、临床表现各异，而典型的双眼颞侧偏盲及同向性偏盲需结合针对性的影像学检查才可以快速对病变的部位及性质做出判断。

通常偏盲是指视野的某一部分缺损，因视路病变所引起的单眼或双眼一半视野的视力下降或者失明的一种视力缺失类型，常有助于神经病变的定位诊断。偏盲分以下几类（图 17-12）。

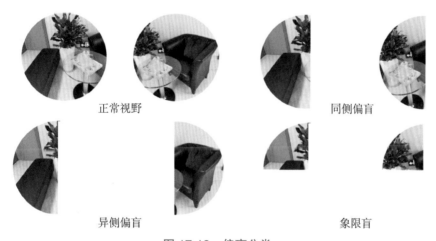

正常视野　　　　　　　　　　　　同侧偏盲

异侧偏盲　　　　　　　　　　　　象限盲

图 17-12　偏盲分类

而在偏盲患者当中，严重的会导致视力丧失、视物变形、学习困难等，造成日常生活中的读书、写字、行走、驾驶等障碍，使周围生活潜在的不安全因素增多，严重的甚至会导致抑郁，很大限度地影响了患者的日常生活。

目前针对偏盲患者的康复手段主要有 3 种：光学设备疗法、基于眼动训练的疗法和视野归还疗法。

1. 光学设备疗法

在外置光学设备棱镜的辅助下，通过对于可见视野的扩张，替代和扭曲来提高视觉搜索能力。

（1）反转望远镜：①静态使用，动态观察较差；②看起来物体被推远，中心视力受限制，且此种空间改变难以适应，伴随视力下降者使用受限；③建议在已知的熟悉环境中使用，有助于减少望远镜产生的空间、距离的失真。

（2）负镜片：①负镜片度数越高，越靠近眼睛，需要的调节越多。如患者调节不够，可通过在镜片加 Fresnel 镜片或通过阅读近附加来提供正度数。②负镜片适用于短时间的识别工作，帮助患者在陌生环境中定位或对感兴趣的物体进行定位。

（3）反射镜片：①可以利用反射把偏盲侧的物体反射到正常视野内；②由于反射面积很小（面积大容易影响正常视野），所以反射的物体不易找到，不易识别。易于和正常视野区的像相混淆；③经过一段时间训练，才能发现、知道掌握偏盲区内的情况。

（4）膜状三棱镜：镜片内视野实际上小且不清晰，仅起提醒作用，知晓后仍需通过头部、眼部运动来看仔细。

（5）Peli 棱镜：是在普通处方眼镜镜片上嵌入高度数棱镜以达到扩大周边视野范围的目的，帮助视野缺损患者提高独立生活能力的特殊棱镜眼镜。但棱镜位置在注视点上下方，不干扰中心视力，因此临床接受度相对较高，尤其是对于一些年轻同侧偏盲患者（图 17-13）。双颞侧偏盲患者因为难以适应，一般不建议验配 Peli 棱镜，如患者有特殊需求，也可尝试选择性地在一眼镜片上设置棱镜，但是需要系统和严格的适应性训练来满足患者的日常需求。

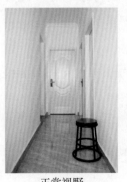 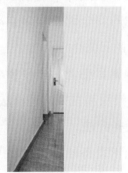

正常视野　　　　　　　　右侧偏盲

图 17-13　正常视野与右侧偏盲视野

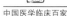
戴上 Peli 棱镜能够及时提醒患者右边有个障碍物，可避免危险（图 17-14）。

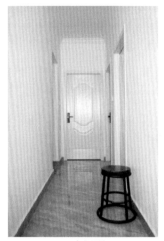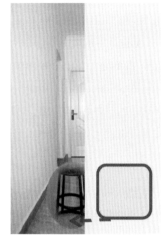

正常视野　　　　　　　　右侧偏盲配戴 Peli lens

图 17-14　配戴偏盲棱镜之后

2. 基于眼动训练的疗法

通过在偏盲患者的视野盲区和可见区域设置听觉或视觉刺激来诱使患者自主向视野盲区扫视眼球，达到康复的效果。但存在着标准化和广泛的可及性的问题。

3. 视野归还疗法

针对受损视野区域本身进行修复。对于一些急性损伤，如外伤等造成的视野缺损，通过营养神经的药物、高压氧等治疗，视野可能有一定的恢复。

各种方法的临床应用尚不广泛和成熟，还有待进一步的临床研究。

参考文献

1. 孙葆忱. 低视力康复培训教材. 北京：华夏出版社，1998.

2. PELI E，CHARLES F，et al. Prentice award lecture：peripheral prisms for visual field expansion：a translational journey. Optom Vis Sci，2020，97：833-846.

3. SAHRAIE A，CEDERBLAD AMH，KENKEL S，et al. Efficacy and predictorsof

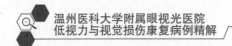

recovery of function after eye movement training in 296 hemianopic patients，CORTEX，2019，12：5.

4. MANNAN S K，PAMBAKIAN ALM，KENNARD A C."Compensatory strategies following visual search training in patients with homonymous hemianopia：an eye movement study,"Journal of Neurology，2010，257：1812-1821.

5. LEWALD，PETERS，TEGENTHOFF，et al."Dissociation of auditory and visual straight ahead in hemianopia,"Brain research，vol. 1287，pp.111-117，2009.

6. ELEANOR E F，LISA C O，MICHAEL F，et al. the lighthouse clinician's guide to low vision practice. Oxford：Oxford University Press，2011.

（邓如芝　陈午荷　叶仪　整理）

附录 1
低视力康复训练评估

　　低视力评估是低视力康复方案制定的基础，完整和系统地低视力评估包括视觉康复需求评估、视觉功能评估及眼部医学评估。在进行低视力康复训练时，需根据患者的需求及视觉功能状态制定合适的康复训练方案。患者对视觉康复的需求不尽相同，可以通过详细地病史询问、生存质量调查和视觉行为能力评估来获得。通过生存质量调查及视觉行为能力评估可以获知患者目前的生存状态、独立行为能力和安全程度，以及其对自身视觉状态的理解和此次康复的目的。目前使用的生活质量调查量表主要是中文版低视力者生活质量问卷（CLVQOL）和老年低视力患者视觉相关生活质量量表问卷。临床上可在综合考虑病因、人群、康复需求等不同因素的基础上选择合适的调查问卷。

低视力患者生活质量调查问卷						
一、由于您的视（眼）力，在以下情况下，您是否感到存在困难	等级					
	无		中等		重度	无法做
1. 双眼感到疲劳时（如只在短时期用眼后）	5	4	3	2	1	×	n/a
2. 夜间在家中用眼时	5	4	3	2	1	×	n/a
3. 在适量的光线下看东西	5	4	3	2	1	×	n/a
4. 有眩光：因车灯或日光灯	5	4	3	2	1	×	n/a
5. 看路标	5	4	3	2	1	×	n/a
6. 看电视（或欣赏图片时）	5	4	3	2	1	×	n/a
7. 看移动的物体（如路上的汽车）	5	4	3	2	1	×	n/a
二、由于您的视（眼）力，在以下情况下，您是否感到存在困难	等级					
	无		中等		重度	无法做
8. 判断物体的远近或深浅（如当您伸手拿杯子时）	5	4	3	2	1	×	n/a
9. 看清楼梯或栏杆	5	4	3	2	1	×	n/a
10. 在户外走动时（如在不平坦的人行道上）	5	4	3	2	1	×	n/a
11. 在有车辆的时候过街	5	4	3	2	1	×	n/a
12. 总的来说	5	4	3	2	1	×	n/a
三、由于您的视力问题，所以您	无		中等		重度	
13. 对您目前的生活状态不满意	5	4	3	2	1	×	n/a
14. 对不能完成一些工作而感到烦恼	5	4	3	2	1	×	n/a
15. 走亲访友受到限制	5	4	3	2	1	×	n/a
	很多			很少	不了解	
16. 您对自己目前的视（眼）力状况的了解程度	5	4	3	2	1	×	
四、如果使用了助视器或眼镜，您做以下事情时是否还存在困难	无		中等		重度	
17. 识别大写的字体（如报纸的标题）	5	4	3	2	1	×	n/a
18. 读报纸文章和书本	5	4	3	2	1	×	n/a

笔记

续表

19. 读标签（如贴在药瓶或药盒上的）	5	4	3	2	1	×	n/a
20. 读信件	5	4	3	2	1	×	n/a
21. 使用一些工具（如缝线或剪、切东西时）	5	4	3	2	1	×	n/a
22. 看钟表了解时间	5	4	3	2	1	×	n/a
23. 签名或写卡片	5	4	3	2	1	×	n/a
24. 识别您自己的手迹	5	4	3	2	1	×	n/a
25. 做每天的日常活动（如做家务）	5	4	3	2	1	×	n/a

由于视力问题而不能从事某项工作：×

如果不做某项事情是因为非视力原因：n/a

老年低视力患者视觉相关生活质量量表						
请基于近半年以来和视觉相关的日常生活状况，回答以下问题（可自己填写或通过面对面采访的方式）……						
编号	问题条目	应答等级				
	总体视力	很好	一般	比较差	极差	
1	您觉得您的视力情况怎么样？	4	3	2	1	
	心理状态	从不	偶尔	经常	非常频繁	
2	您是否担心视力越来越差？	4	3	2	1	
3	您是否经常因为视觉问题有些负面的情绪？	4	3	2	1	
4	您是否经常感觉易怒、焦虑或者比较脆弱？	4	3	2	1	

编号	您是否因为视力问题，做以下事情存在困难？	一点也不困难	有点困难	中等程度困难	非常困难	因为视力问题而不做	因为非视力问题而不做
5	白天独自出门	4	3	2	1	0	N
6	在夜间或昏暗光线下出行	4	3	2	1	0	N
7	在陌生的环境中行走	4	3	2	1	0	N

181

续表

8	在高低不平整的路上行走，如上下台阶、楼梯等	4	3	2	1	0	N
9	独自乘车	4	3	2	1	0	N
10	辨认路标、门牌、车牌、交通信号灯	4	3	2	1	0	N
11	看电视时辨认字幕或者画面	4	3	2	1	0	N
12	在比较近的距离内辨认出熟人面庞	4	3	2	1	0	N
13	购物时选择物品款式、质量、价目表，辨认钱币等	4	3	2	1	0	N
14	参加亲朋好友聚会	4	3	2	1	0	N
15	在自己熟悉的地方寻找物品	4	3	2	1	0	N
16	日常家务活动，如做饭、打扫、洗衣服等	4	3	2	1	0	N
17	使用家用电器，如电视机、洗衣机、冰箱等	4	3	2	1	0	N
18	使用电话，拨电话号码、辨认来电号码	4	3	2	1	0	N
19	阅读常规字体，如报纸和书刊上的常规字体	4	3	2	1	0	N

1. 邹海东，张皙，许迅，等. 低视力者生活质量量表中文版的研制和信度与效度考评. 中华眼科杂志，2005，41（3）：246-251.

2. LI X M，CHEN J，XV G G，et al. Development of an elderly low vision quality of life questionnaire for less-developed areas of China.Quality of Life Research，2015，24（10）：2403-2413.

附录 2
低视力助视器使用训练

助视器的使用是残余视力得到充分利用的最主要方法，每一种助视器都有其优点和缺点，为患者选择合适的助视器是一个综合性的决定。根据患者的最佳矫正视力和视觉需求（通常康复至 0.4～0.5 的视力），选择合适放大倍率的助视器。同时需要考虑到使用环境、身体条件、经济条件、配合程度等，可以不同助视器联合使用，以最大限度满足患者的需求。

1. 望远镜使用训练

（1）定位训练：嘱患者目视前方，手持望远镜，平移到眼睛前面，可用食指顶住眉弓位置，大拇指抵住鼻子位置。为保持望远镜的稳定，站立时，可一手托住手肘；坐位时，手支撑在桌面上。如定位困难，则可以手握空拳或用纸筒代替望远镜，进行训练，熟悉后再改为望远镜训练（附图 2-1）。

（2）注视训练：即为调焦过程。患者一手持望远镜，一手转动镜筒进行调焦，直到看清目标为止。如调焦有困难，指导者可先以患者为目标，调清焦距。两者互换位置，让患者通过望远镜找到并看清指导者（附图 2-2）。

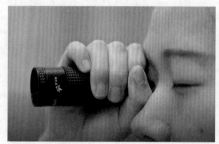

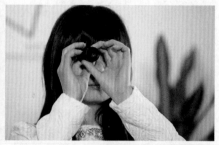

附图 2-1　定位训练　　　　　　　　附图 2-2　注视训练

（3）跟踪训练：嘱患者注视训练图谱，跟随图谱进行跟踪训练。训练过程中头部、眼、望远镜需要一起运动，保持一致。先训练实线，熟练之后，训练虚线。

（4）追踪训练：患者通过望远镜，定位追踪一个运动中的目标。在室内可以看指导者手中各种运动的目标。在室外可以练习追踪一个玩耍的小孩、骑自行车者或行驶中的汽车等。

（5）搜寻训练：用望远镜搜寻周围环境中某一目标的练习方法。搜寻时，遵守一定的规则，如扫描的方式，必须搜寻到位，避免信息遗漏。

望远镜使用训练原则为先简单后复杂，先低倍后高倍。使用过程中，望远镜运动与头部及眼部运动需要一致。

2. 近用光学助视器使用训练

（1）调焦训练：使用前，根据需要增加或减少照明。光源应从左后方或右后方照到阅读材料上，避免灯光直接照射脸部。手持放大镜，与阅读材料直接接触，手腕部在桌面上找到一个支点，提起放大镜，慢慢远离阅读材料，直到清晰为止（附图 2-3）。

如果超过焦距，目标将变得模糊，可往回移动放大镜直至清晰为止，重复以上步骤直到熟练。如使用的是定焦放大镜，则不需要进行调焦。

（2）定位训练：用食指指向文章的标题，用放大镜找到手指，重复上述练习。如上述练习困难，可以使用裂口阅读器（附图2-4）。

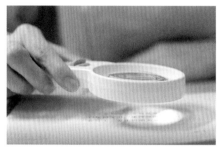
附图2-3　调焦训练

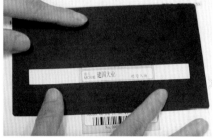
附图2-4　定位训练

（3）搜寻或扫视训练：阅读时，患者手持放大镜慢慢从左到右阅读，读完一行，从原行末尾回到第一个字，然后移到下一行。运动过程中，头部运动与放大镜移动速度保持一致。如果在搜寻训练中遇到困难，可使用裂口阅读器或手指帮忙进行搜寻训练。

近用光学助视器的使用训练原则为先简单后复杂，先低倍后高倍。如注视能力不佳者，可使用大字印刷品或设法增加对比度。老年人、儿童或较虚弱者，可选择使用定焦放大镜。

3. 非光学助视器的使用

具有放大功能的非光学助视器主要有闭路电视放大器（closed circuit television，CCTV）、智能手机的放大应用软件和大字印刷品等。CCTV因其屏幕大、放大倍率大、对比度和阅读模式可调，视觉效果明显优于光学助视器，使用优势日益凸显。台式近用CCTV适用于固定场所，近用手持式CCTV方便携带，使用便捷。台式远近两用CCTV既可聚焦远处目标，也可聚焦近处目标，可同时满足看远和看近需求，其最佳适应人群是需要上课的学生。近年来智能手机的放大应用软件和视觉增强系统也逐渐应用到视觉康复领域，智能眼镜的整合放大、增强视觉、智能导航和人工智能等多重功能，让视觉

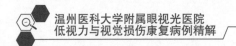

康复拥有更多选择。大字印刷品可以简单将需要看的目标做大体积，便于低视力患者使用，当患者视力中度损害、调节力尚可时，也可单纯通过靠近目标来阅读。

4. 扩大视野

视野康复建立在视力康复的基础上。中心视力严重损害的患者，可通过训练获得偏心注视能力；中心视力尚可（如 0.3 以上）但视野缩小的患者，可使用倒置望远镜、负镜片、棱镜来扩增视野；中心视力极差并有视野严重缩小的患者，一般只能使用闭路电视助视器或带有扩视野功能的智能助视系统，或者辅助使用盲杖。偏盲患者可通过棱镜，如菲涅尔（Fresnel）棱镜、Peli 偏盲棱镜及反射镜来补偿缺损侧视野。大范围的眼球运动和头部运动也能增加部分视野。

附录3
日常生活技能康复训练

日常生活技能康复训练可提高患者在生活上的安全性和独立性，内容包括识别（定位）和标记物品、自我卫生管理、使用电器、做饭和衣物整理等活动。家庭环境布置建议以简洁、方便为原则，墙壁、家具、门、地板、楼梯等颜色选择上注意提高对比度，桌角、墙角等尖锐处注意防护。以下详细讲解一些日常生活技能康复训练项目。

1. 标记识别的方法

现代厨房里的家用电器，触屏电器越来越多，对于低视力或盲患者来说，按键密密麻麻看不清，使用起来很不方便，这时候给它们做上合适的标记就显得非常重要。常用标记有4种：大字卡片、立体突出标记点、松紧带和录音便签卡。不管用哪种方法，最好不要超过3处，太多的标记容易混淆。

大字卡片一般用于调料瓶或盒装物品外，可用加粗黑笔写在白

笔记

187

纸上（附图 3-1），或者使用打印的加粗字体，剪成适当大小贴在瓶或盒子的显眼处（附图 3-2），这样低视力或盲患者就可以利用残余视力来辨别，这种标记成本低，容易制作。

立体突出标记点有两种，一种是塑料立体凸出点（附图 3-3），可以随意贴在经常使用的按键开关上，如电器开关，低视力或盲患者借助塑料立体凸出点来帮助辨别。另一种是立体突出标记点，是用立体颜料制作，可以将立体颜料直接挤到需要做标记的电器按键表面，约过 24 小时后颜料会硬化，触摸感明显。且可以根据低视力或盲患者的自身喜好做各种各样的形状标记（附图 3-4，附图 3-5）。

两种标记方法所使用的材料均有多种颜色，可根据需要来选择对比最明显的颜色做标记，最常用的是橙色、黑色和白色。

松紧带一般用来标记外形相似、不易通过视觉和嗅觉辨别的食品包装，如在纯牛奶盒子上绑一条松紧带，而酸奶盒子上不用（附图 3-6）。

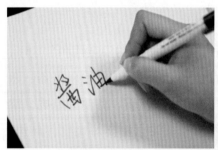

附图 3-1　大字卡片

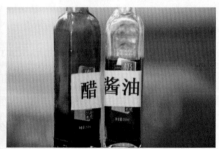

附图 3-2　粘贴标签

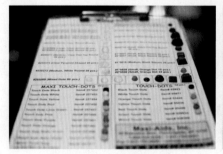

附图 3-3　立体突出标记

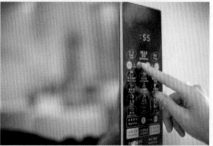

附图 3-4　立体颜料

录音便签卡是一种可以重复使用的录音磁卡（附图3-7）。其操作简单，只需要把标记的物品名称录到磁卡上并悬挂到该物品上（附图3-8），使用时将卡片取出，插入录音盒读卡即可。不过相较其他3种标记物品，其价格较贵，且国内少见。

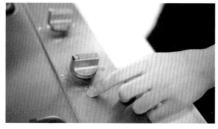

附图3-5　立体形状标记

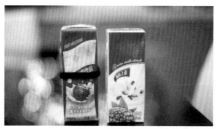

附图3-6　颜色标记

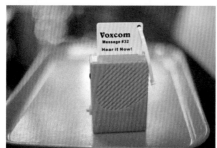

附图3-7　录音磁卡

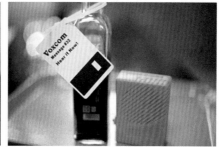

附图3-8　读取磁卡

2. 安全削果皮的操作技巧

低视力或盲患者如何快速地削好水果蔬菜又不会伤到手，具体步骤可参考如下。

（1）拿到削皮器后根据其特点确认削皮器的正反面（附图3-9A），并将刀刃居水平位置，建议购买时选择易于辨别正反面的削皮器。如果正反面不易分辨，可在正面做标记以便于识别（附图3-9B）。

（2）一只手固定蔬菜，将手指放在待削皮的蔬菜两侧，削皮部分暴露在上方（附图3-9C）。

（3）削皮时将削皮器刀刃朝下，从里向外开始削，边削边转动蔬菜（附图3-9D）。

笔记

（4）对于长条的蔬菜（如黄瓜），也可以先削底部再转过来削顶部（附图3-9E）。

（5）削完后可用手指指腹触摸，没有削皮的部分有粗糙感，而已经削好的部分有光滑、潮湿的触感。找到未削干净的部分后，再削一下（附图3-9F）。

（6）削皮时要向同一个方向削，并可在其下方放置托盘，便于整理。

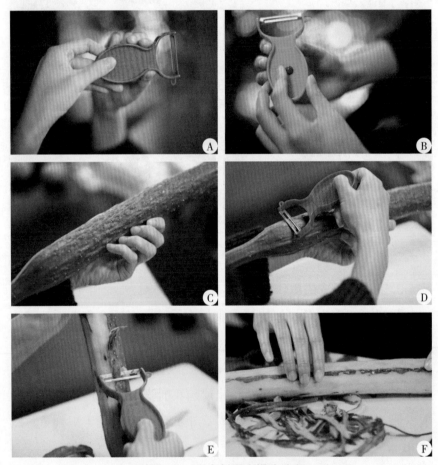

附图3-9　安全削果皮操作流程

3. 安全切菜的操作技巧

很多低视力或盲患者因看不清楚而放弃切菜。如果他们经过下面的技术培训，那安全的切菜不再是大问题，具体步骤可以参考如下。

（1）将准备好的蔬菜平放在砧板上。左手的手指固定蔬菜，要确保所有手指的指尖朝内弯曲（附图 3-10A），这样切菜时可避免伤到手指。

（2）右手拿刀，从砧板远处开始，小心将刀移至黄瓜的顶端位置，将左手稍作调整，使刀和黄瓜呈直角（附图 3-10B），根据手指后退的幅度测量所要切片的厚度。

（3）将刀移到蔬菜上，并使刀背碰到左手弯曲的手指指背，开始切片。切下后，左手手指后退并测量下一片的宽度，重复上面切菜方法直到切完（附图 3-10C）。

（4）切圆形的蔬菜或水果（如苹果），应先将左手放在苹果中心位置固定，同时可起到定位作用（附图 3-10D）。

（5）将水果刀从砧板远处移近并碰到苹果（附图 3-10E），缓缓地将刀上移至苹果中央的手指边（附图 3-10F）。

（6）变换左手位置，使得左手的虎口与水果刀垂直（附图 3-10G），这样左手既能固定好苹果，又不会伤到手指。

（7）苹果或蔬菜切半后，将平的那边放在砧板上，然后根据需要进行切片。

（8）刚开始学切菜时，可使用护指套协助，避免伤到手指（附图 3-10H）。

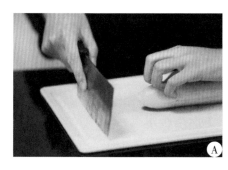

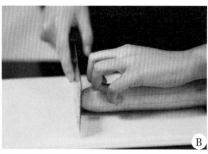

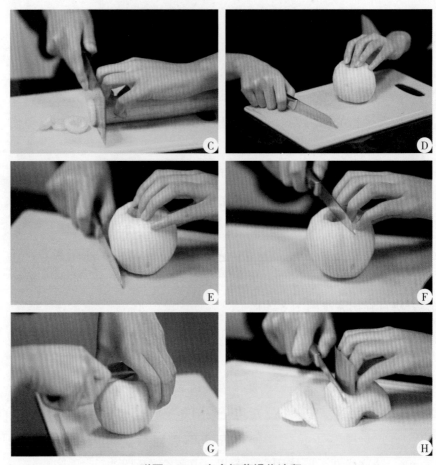

附图 3-10　安全切菜操作流程

4.安全使用电源插座操作技巧

日常生活中如何安全地使用电源插座，以下一些小窍门的使用将帮助低视力或盲患者安全、准确地使用电源插座。

（1）使用前要确保双手干燥，并检查电器开关，确认开关处于"关"的位置，这一点非常重要（附图 3-11A）。

（2）沿着电器的电线找到插头，并用手指指腹触摸确认插头类型是双插头还是三插头。

（3）另一只手找到插座，并用手指指腹水平触摸确定插口是双孔或三孔，并注意它们的方位（上下或平行的）（附图 3-11B）。

（4）明确插头孔数及位置后，左手放在插孔附近定位，右手将插头移近并碰触到左手（附图 3-11C），移开左手（附图 3-11D），然后将插头稍作调整直至插入插孔内。

（5）如果使用以上方法仍有困难，可先利用立体标记在插孔附近做好标记定位（附图 3-11E），这样更易于初学者定位（附图3-11F）。

（6）如果该电器经常使用，用后不要拔掉插头，直接使用插线板开关断电操作即可。

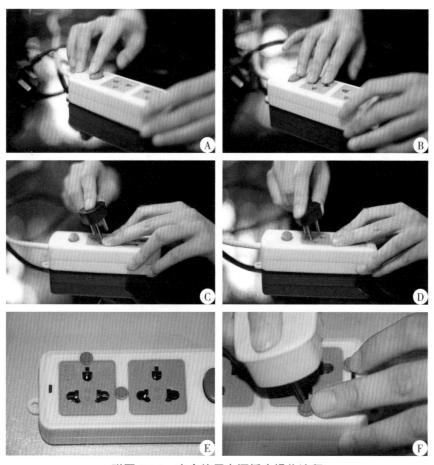

附图 3-11　安全使用电源插座操作流程

5. 快速使用水位提醒器的操作技巧

低视力或盲患者倒水时经常会发生溢水现象，水位提醒器（附图 3-12A）的使用，可以解决这个难题，使用步骤可参考如下。

（1）将水位提醒器悬挂于水杯边缘，2 根探针朝杯内（附图 3-12B）。

（2）缓缓倒入茶水 / 饮料，当茶水 / 饮料倒满至水位警报器触角时，水位警报器会发出报警声音，提醒茶水 / 饮料已经到达一定位置，此时应停止倒水（附图 3-12C）。

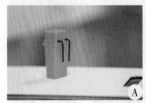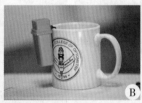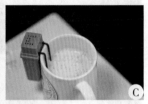

附图 3-12 水位提醒器操作流程

6. 安全使用电热水壶的操作技巧

电热水壶是最常用的家用电器之一，低视力或盲患者使用前首先熟悉电热水壶各个组成部件（附图 3-13）。

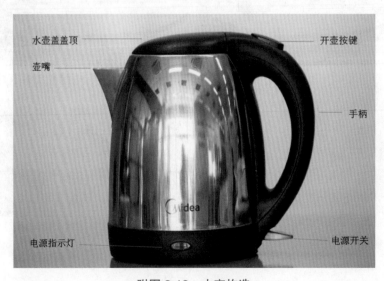

附图 3-13 水壶构造

安全使用电热水壶可参考如下方法。

（1）找到电水壶开壶按钮，并按住开壶按钮可将电水壶顶部的盖子打开到足够大（附图 3-14A）。

（2）将打开的电水壶移到水龙头下，找到水龙头出水口，并将壶口对准水龙头，灌入冷水（附图 3-14B）。

（3）如果使用过滤器虑水，可直接将滤水器的冷水倒入水壶内（附图 3-14C，附图 3-14D）。

（4）电水壶内倒入的冷水量不应该超过最高水位线，判断水量是否超过最高水位线（附图 3-14E），可以用手指来探测（附图 3-14F）。

（5）将电水壶放回底座，找到其插头插入电源插板并按下插板电源开关，启动电热水壶开关（附图 3-14G ～附图 3-14J）。

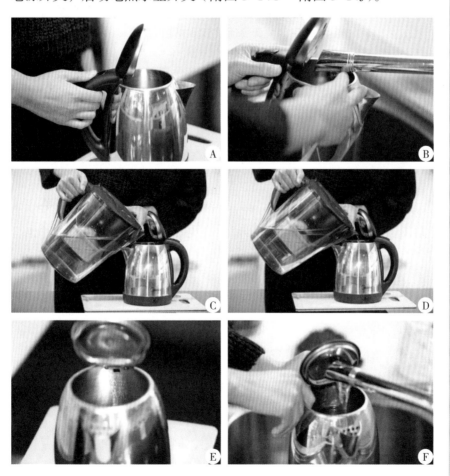

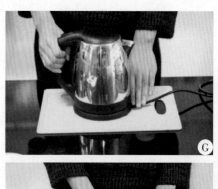
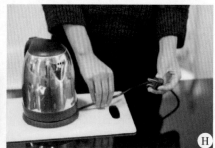
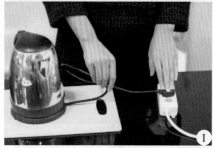
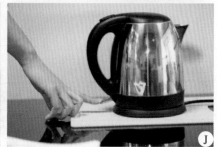

附图 3-14　安全使用电热水壶操作流程

注意：在电水壶接上电源之前要确保里面有水，如果没有水而打开，水壶将烧毁。

7. 安全使用煤气灶的操作技巧

低视力或盲患者在烹饪前需要做一些相应的准备工作，具体可参考以下几个方面。

（1）选择合适的锅：低视力或盲患者使用锅时最好选择平底锅（附图 3-15A），这样放置在灶台上会更加稳固；平底锅的尺寸也应与煤气灶台尺寸大小相匹配，如果锅太小，锅的把手会同时被加热，容易烫伤。

（2）判断煤气灶使用状况：低视力或盲患者站在灶台的正前方，将双手伸直与肩齐高，放在灶台的正上方，手掌朝下缓慢降低双手，感受灶台温度变化或是否有其他物品放在灶台上，如灶台刚使用过或正在使用中，会感受到一定的热度（附图 3-15B，附图 3-15C），确保灶台可以使用。

（3）将平底锅放置在灶台上备用，锅把手放在 9 点或 3 点钟方向上（附图 3-15D），这点对低视力或盲患者很重要，可以避免在烧菜过程中不小心撞到锅柄而烫伤。放好锅后要检查一下锅是否放平稳，是否放在炉灶正上方。检查时可用锅铲来协助确认平底锅、灶台等位置（附图3-15E，附图3-15F）。

（4）在煤气灶及油烟机表盘上做好标记（附图3-15G，附图3-15H），可使用色彩明亮的标记笔，这样与周围形成鲜明的对比，让低视力或盲患者更容易识别。

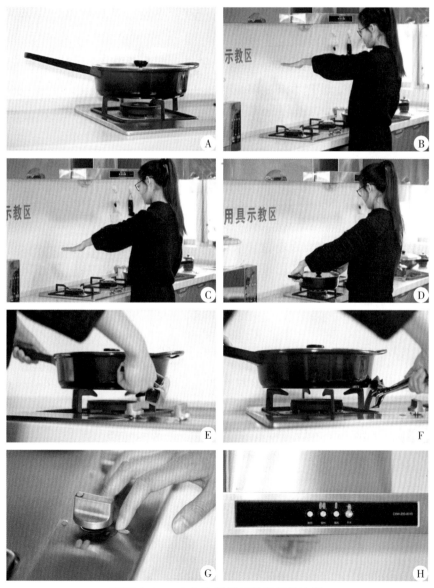

附图3-15　安全使用煤气灶的操作流程

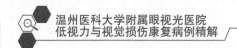

注意：出于对低视力或盲患者的安全考虑，在点火前先确认好平底锅已经放置在炉灶上，自身衣服远离灶台，长发女性扎好头发。

8. 安全使用微波炉的操作技巧

家用电器很多，包括微波炉、洗衣机、电饭煲等，低视力或盲患者经过培训，可以安全使用。以下简要介绍微波炉使用步骤以作为参考。

（1）熟悉微波炉的各个按键：如分钟按钮、秒钟按钮、开始按钮及暂停按钮等（附图3-16A）。

（2）合理运用标记，在最常用的2～3个关键的按键上做标记（附图3-16B）。数量不宜过多，超过3个容易混淆。

（3）选择1个尺寸合适的、允许微波炉加热的容器，如微波炉专用碗（附图3-16C）。

（4）检查并确认碗里没有微波炉禁用的加热物品，如金属调羹等（附图3-16D）。

（5）打开微波炉的门（附图3-16E）。

（6）确认微波炉内没有其他物品（附图3-16F）。

（7）确认后，放入所需加热的物品，关上门（附图3-16G）。

（8）利用之前做好的标记，准确设置所需要的加热时间（附图3-16H）。

（9）根据标识，找到启动键并启动（附图3-16I）。

（10）听到机器运转的声音说明开始启动，当设置时间到达后，微波炉会发出滴滴声并自动关闭（附图3-16J）。

（11）加热结束后，打开微波炉的门，使用隔热手套小心取出加热过的碗，以防烫伤（附图3-16K）。

（12）取出后，小心将盖子向外打开，避免蒸汽烫伤自己（附图3-16L）。在每次使用后清洁微波炉的内部，避免任何溢出污渍残留。

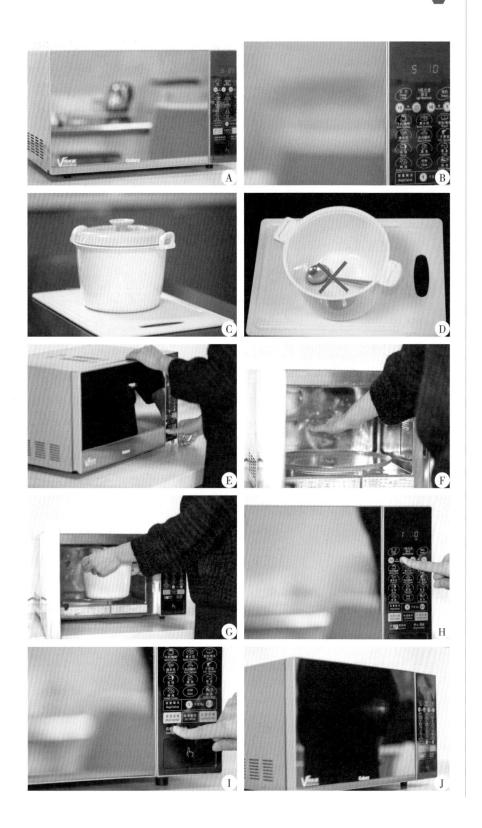

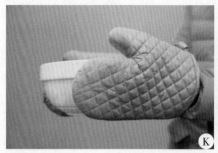
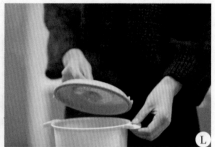

附图 3-16 安全使用微波炉的操作流程

9. 衣物整理的操作技巧

在整理之前先熟悉一下每件衣服的质地、装饰品、缝合处、领子、领口、袖子、纽扣（附图 3-17A），或其他固定的装饰品（附图 3-17B）等。以上任何一点都能为低视力或盲患者提供有效的线索，如纽扣的形状、大小和位置。

如果衣物无明显区别特征，可选用以下方式来进行识别。

（1）在衣服上别上安全别针、纽扣和胸针等予以标记区分（附图 3-17C）。

（2）通过辨别衣物自身携带的水洗标签识别（附图 3-17D）。

（3）通过衣服在衣柜的位置识别（附图 3-17E）。整理衣服时，可根据颜色、类型、整套搭配分类归纳。

（4）整套搭配服装，如选择一件男士衬衫、外套和领带搭配好（附图 3-17F），或女士衬衫、夹克和裙子搭配好，把搭配好的整套衣服挂在一个衣架上（附图 3-17G），并按喜好顺序挂在衣柜内，做好标记。

（5）使用收纳袋或储藏箱放置衣物（附图 3-17H），分类整理夏季与冬季的衣服，并在整理箱上做标识。

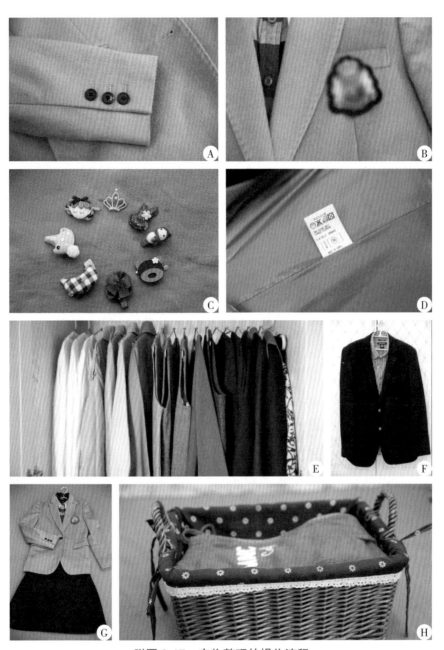

附图 3-17　衣物整理的操作流程

10. 安全晾挂衣物的操作技巧

（1）晾挂外套时请先确保其正面朝外，可以通过缝合处、纽扣、口袋和装饰等线索来识别（附图 3-18A，附图 3-18B）。

（2）把衣服放在一个平坦的桌子上，根据衣领标签找到衣服的中间位置（附图3-18C）。

（3）手拿衣架靠近衣服的标签位置，衣服和衣架拿在一只手上（附图3-18D）。

（4）另一只手将衣服放到衣架上，使肩膀的缝合处刚好在衣架上（附图3-18E，附图3-18F）。

（5）扣好纽扣或拉上拉链，挂回衣柜（附图3-18G）。

（6）晾挂裙子时，把裙子和衣架放在平坦的桌面上，调整夹子的位置（附图3-18H）。

（7）一手拿裙子，一手拿夹子，打开夹子（附图3-18I），夹上裙子（附图3-18J）。

（8）手沿着腰带移到另一边，用同样的方法把裙子夹好（附图3-18K）。

（9）调整夹子的位置，使裙子平整（附图3-18L），挂入衣柜。

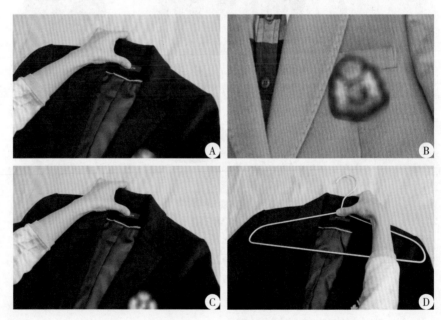

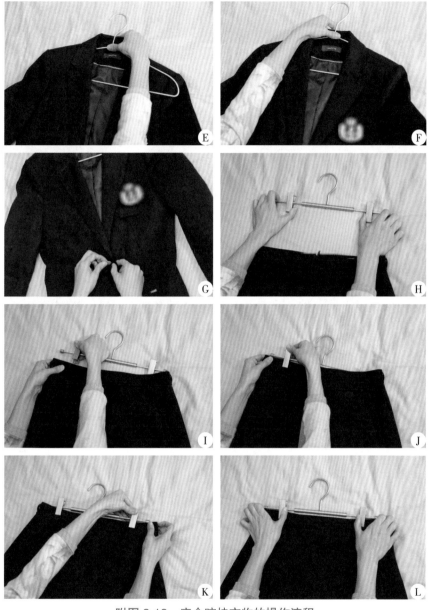

附图 3-18 安全晾挂衣物的操作流程

　　期望通过以上低视力或盲患者日常生活技能训练及辅助器具的使用，帮助低视力或盲患者在日常生活中尽量独立操作，以获得最佳生活质量。

附录 4
定向行动能力训练

定向培训是培训低视力或盲患者利用周围环境中任何物件造成的视觉（包括颜色、光线的强度及对比）、听觉、味觉、触觉（包括温度）等刺激来进行自身定位的训练，也可以利用建筑物坐标来估量空间距离，利用指南针定位法或钟面定位法进行自我定位。在行走训练前，低视力或盲患者可使用上身保护法（使用单手保护肩膀及以上部位，以免碰到高悬障碍物），下身保护法（使用单手保护腰部及以下的部位，以免碰及置于地上或高至半身的障碍物）及混合保护法（使用双手保护全身，免受前面任何的障碍物所伤），可以更好保障患者室内行走的安全。当低视力或盲患者接受定向训练并掌握基本技巧后，便能确定自己与环境的关系，从而确定方向以便更好地行走至目的地。定向行动训练能更好地帮助低视力或盲患者提高行动能力、增强自信，提高生活质量。

视觉引导是引导者带领低视力或盲患者安全、舒适行走的技能。

笔记

主要引导方法如下。

（1）接触：靠近一位低视力或盲患者时，引导者首先应自我介绍，并询问患者是否需要帮助。不可未经许可直接抓住或者用力拉拽。如果患者表示需要帮助，引导者则向患者伸出手臂，用自己的手背轻轻碰触患者的手背（附图 4-1A）。

（2）扶握：指引导患者的手沿着引导者的手臂向上，扶握于肘关节上方，患者的手虎口位朝外。行走时必须牢牢握紧但不至于感觉不适，如抓得太紧应给予告知（附图 4-1B）。

（3）支撑搀扶：有些低视力或盲患者身体较虚弱，或有平衡问题，对于这样的患者，标准的搀扶方法是不够的。他们可能更喜欢用自己的手臂挽着引导者的手臂，而不是握在引导者的肘上方。搀扶可以使两个人靠得更近且能提供更多的支撑。引导者需要患者视身体情况减慢行走速度。

（4）姿势：患者在引导者身旁，放松而平稳地握住引导者手臂。患者手臂弯曲成 90 度并紧贴其上身，和引导者保持半步距离，跟随引导者行走（附图 4-1C）。

（5）就座：引导低视力或盲患者就座时，应该从前面或侧面走近座位，告诉患者正站在座位的前面或侧面，带领患者慢慢靠近，直到患者的膝盖或胫骨触及座位。告诉患者座位是否有扶手和靠背。引导患者的手臂放在椅背上，让患者用其扶握着的手顺着引导者的手臂触及座位（附图 4-1D）。

（6）通过狭窄区域的姿势：当走近拥挤或狭窄的区域，如出入口时，引导者将前臂和手放在背后靠下方，肘屈曲成 90 度，掌面朝外，让患者把手放在引导者腕部，保持紧握，身体移至引导者正后方，离引导者一臂距离（附图 4-1E）。

（7）经过狭窄区域时，放慢脚步。走过狭窄区域之后，手臂回到通常引导姿势，继续行走。走进门时，采用通过狭窄区域的姿势，告诉被引导者门打开的方向。这样能帮助他们在通过门时用另一只空余的手扶门。引导者不必转身扶门，以免分散注意力。

笔记

（8）阶梯：当准备上下阶梯时，应提前告诉患者正在走近阶梯。提醒患者阶梯是上楼或是下楼，以及阶梯的数量。走近阶梯后停下来让患者确定第一阶的位置并握好扶手。行走过程中引导者始终先患者一个台阶。行走过程中尽量靠右侧行走，以免与他人相碰撞。每到一个平台都应停顿，使患者能与引导者并排站立，提示没有阶梯，然后再继续行走。到达阶梯的顶部或者底部时应告知患者（附图 4-1F）。

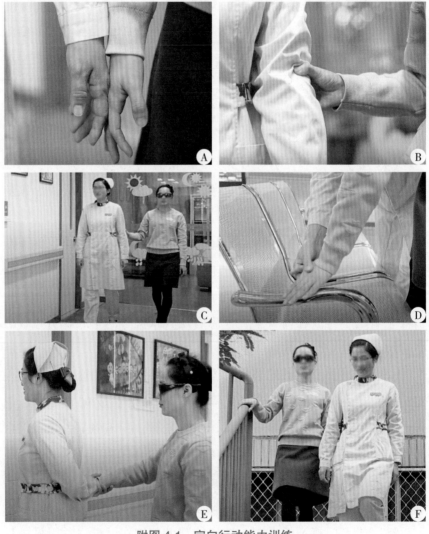

附图 4-1 定向行动能力训练

盲杖是低视力或盲患者最常见、最具独立性的辅助行走工具。盲杖长度一般取以患者胸口到地面间垂直距离为参照，握持方法有斜握法和直握法，行走时可选择两点式、三点式和滚动式触地法行走。一般要求患者接受长达 180～200 小时的专业技能培训后，方可允许其利用盲杖独立行走。行走过程中应确保安全，在培训前首先教会患者利用手、肩膀或者盲杖来进行自我保护，减少碰撞。当患者独立行走存在困难时，可向周围人寻求帮助，在引导者的带领下到达目的地。

（倪灵芝　汀龙飞　整理）